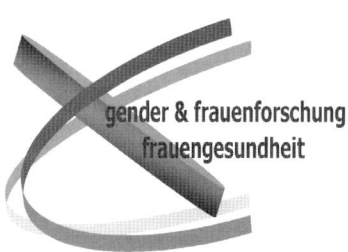
gender & frauenforschung
frauengesundheit

ISBN 978-3-938580-21-9
2. Auflage 2012
© DIAMETRIC Verlag
Alle Rechte vorbehalten

Diametric Verlag Jutta A. Wilke e.K.,
Versbacher Str. 181, D-97078 Würzburg
Fon: +49(0)931-7841230, Fax: +49(0)931-7841231
info@diametric-verlag.de

Nicole von Hoerschelmann
www.nicolevonhoerschelmann.de

Umschlaggestaltung: Eckhard Hundt, München
Korrektorat: Inlitura Annett Keck, Börnichen
Druck: AALEXX Buchproduktion GmbH

Wichtiger Hinweis:
Die im Buch veröffentlichten medizinischen Informationen und
Empfehlungen wurden mit größter Sorgfalt von Verfasserin und
Verlag erarbeitet und geprüft. Eine Garantie kann jedoch nicht
übernommen werden. Ebenso ist eine Haftung der Verfasserin
bzw. des Verlages und seiner Beauftragten für Personen-, Sach-
oder Vermögensschäden ausgeschlossen.

Geschützte Warennamen (Warenzeichen) werden nicht immer
kenntlich gemacht. Aus dem Fehlen eines Hinweises kann nicht
geschlossen werden, dass es sich um einen freien Warennamen
handelt.

Unter www.diametric-verlag.de finden Sie
• unser aktuelles Verlagsprogramm mit Leseproben
• kostenlose Auszüge unserer Titel zum Herunterladen
• unsere €book-Reihe und Onlinepublikationen
• **frauenpower** Veranstaltungskalender
• Frauengesundheit *kurz & kritisch*

Nicole von Hoerschelmann

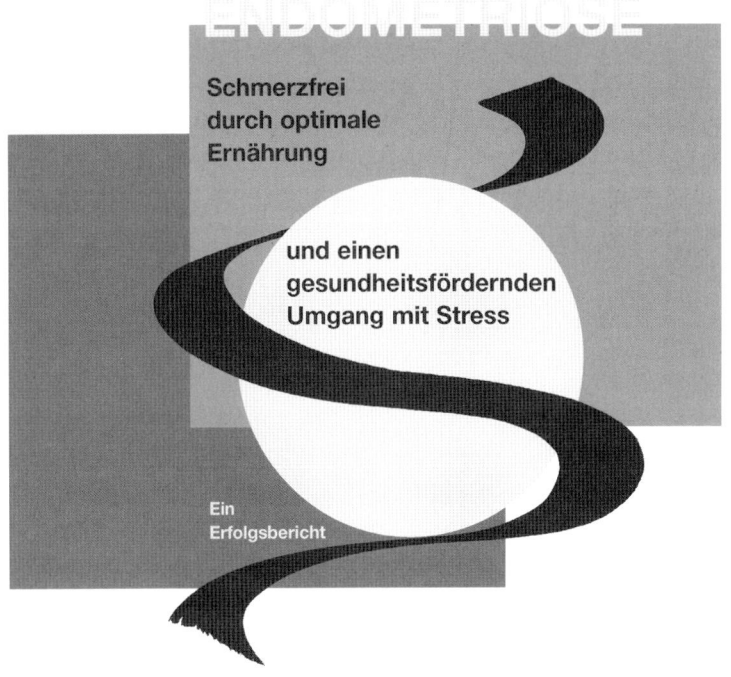

ENDOMETRIOSE

Schmerzfrei
durch optimale
Ernährung

und einen
gesundheitsfördernden
Umgang mit Stress

Ein
Erfolgsbericht

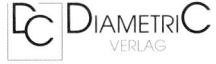

DC DIAMETRIC
VERLAG

Inhalt

Einführung

Es ist nicht genug zu wissen,
man muss es auch anwenden;
Es ist nicht genug zu wollen,
man muss es auch tun.
Johann Wolfgang von Goethe

Obwohl meine Endometriose mehrfach operativ behandelt wurde, litt ich 15 Jahre unter monatlich wiederkehrenden starken, krampfartigen Schmerzphasen, die im November 2005 geradezu eskalierten. Ich hatte mir während der Mittagspause auf die Schnelle beim Bäcker süßes und salziges Gebäck (aus 100 % Weizen!) gekauft. Kurze Zeit später setzte die Blutung ein, und das Schmerzmittel, das ich sofort einnahm, schien überhaupt nicht zu wirken. Da ich in einer Klinik arbeite, bat ich eine Ärztin um Hilfe. Doch die Schmerzmittelkombination, die sie mir gab, hatte keinen Einfluss auf die Schmerzen, und sie reagierte entsetzt über das Ausmaß, als ich unter den Krämpfen stöhnte.

Bis Feierabend wurden die Schmerzen unerträglich, sodass ich mich mehr und mehr verkrampfte und kaum noch die Beine bewegen konnte. Zu Hause angekommen, war ich nicht einmal mehr in der Lage, meine Jacke auszuziehen, so sehr hatte sich mein Körper verkrampft.

Nach einem weiteren Schmerzmittelcocktail kamen mir sehr makabre Gedanken in den Sinn. Normalerweise hatte es mich immer getröstet, dass die Schmerzen irgendwann vorbei sein würden. Diesmal bedauerte ich, dass Menschen so starke Schmerzen aushalten konnten.

Alle vier Wochen quälte ich mich mit Schmerzen herum, die von Monat zu Monat schlimmer wurden. Damals wünschte ich mir, alles hätte ein Ende. Ich jedenfalls war am Ende, sowohl körperlich als auch psychisch, und außerdem völlig verzweifelt. Es musste etwas passieren.

Meist dauerten die Schmerzzustände eine Woche an, und ich brauchte anschließend eine Woche, um mich davon zu erholen. Als es mir besser ging, war ich entschlossen, nach einem Ausweg für mich zu suchen, und ich begann, systematisch meine Notizen durchzusehen, die ich im Laufe der Erkrankung gesammelt hatte.

Ich hatte mich über alternative Heilmethoden bei Endometriose informiert, sichtete regelmäßig deutschsprachige Fachliteratur und recherchierte auf dem englischsprachigen Buchmarkt. Im Ergebnis stellte Ernährung einen immer wieder angeführten Genesungs-, aber auch Risikofaktor für viele Erkrankungen dar.

In der Mitgliedszeitschrift »Endo-Info« der Endometriose-Vereinigung Deutschland e. V. wurde ein amerikanisches Buch empfohlen, das sich mit Ernährung bei Endometriose auseinandersetzt und in dem physiologische Abläufe und Zusammenhänge sehr gut erklärt sind. Es ist von den Autoren Diane Shepperson Mills, Ernährungswissenschaftlerin, und Dr. Michael Vernon, Physiologe, verfasst und heißt übersetzt »Ein Schlüssel zu Heilung und Fruchtbarkeit durch Ernährung«[1].

Dieses Buch beeinflusste mich neben anderen am nachhaltigsten bei meiner Ernährungsumstellung. Parallel begann ich, meine beruflichen Erfahrungen aus der Beratung chronischer Schmerzpatienten mit den ernährungsphysiologischen Empfehlungen Schritt für Schritt zu verknüpfen.

Als sich die ersten Erfolge einstellten und die endometriosebedingten Schmerzen spürbar nachließen, entwickelte sich daraus fast zwangsläufig ein kombiniertes Ernährungs- und Stressbewältigungsprogramm, mit dem es mir bis heute gelingt, schmerzfrei zu leben.

Eine nicht unbedeutende Rolle spielte dabei die unmittelbare Erfahrung, diesen Schmerzzuständen nicht mehr ohnmächtig gegenüberzustehen. Das gibt neuen Lebensmut und ein Stück der Selbstgewissheit zurück, denn man erfährt an sich selbst, dass man fähig ist, den Schmerz zu beeinflussen, anstatt ihm wie bisher hilflos ausgeliefert zu sein.

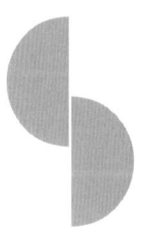

Diagnose Endometriose

Trenne dich nicht von deinen Träumen!
Wenn sie verschwunden sind, wirst du
weiter existieren, aber aufgehört haben,
zu leben.
Mark Twain

Endometriose ist eine weitverbreitete gynäkologische Erkrankung. Nach Angaben der Endometriose-Vereinigung Deutschland e. V. sind sieben bis 15 Prozent der Frauen im geschlechtsreifen Alter betroffen. Das sind in Deutschland umgerechnet zwei bis sechs Millionen Frauen. Jährlich erkranken mehr als 40.000 Frauen an dieser Krankheit.[2] Da die Endometriose bisher nur durch eine Bauchspiegelung gesichert diagnostiziert werden kann, ist hinsichtlich dieser Zahlen zusätzlich von einer hohen Dunkelziffer auszugehen.

Früher nahm man an, dass eine Endometriose nicht bei jungen Frauen unter 30 Jahren auftritt. Inzwischen ist diese Annahme widerlegt und anerkannt, dass bereits Teenager nach der ersten Regelblutung an dieser Erkrankung leiden können, auch wenn sich diese Erkenntnis noch nicht überall durchgesetzt hat.

Mädchen, die häufig unter starken Regelschmerzen leiden, sollten sich deshalb nicht damit abspeisen lassen, dass diese Beschwerden normal sind.

Auch dass mit Einsetzen der Wechseljahre die endometriosebedingten Beschwerden beendet sind, ist nur bedingt zutreffend, wie die Endometriose-Vereinigung Deutschland e. V. aus ihrer langjährigen Beratungserfahrung berichten kann. Und selbst wenn Gebärmutter und Eierstöcke entfernt sind, kann noch eine Endometriose auftreten.

Aber nicht jede Endometriose verursacht Schmerzen oder beeinträchtigt die Funktion innerer Organe. Nur bei etwa der Hälfte der Betroffenen hat die Endometriose Krankheitswert und ist deshalb behandlungsbedürftig.

Häufig leiden Endometriosebetroffene an krampfartigen Menstruationsschmerzen im Unterleib, chronischen Bauch- und Rückenschmerzen, Schmerzen beim Geschlechtsverkehr, Schmerzen beim Stuhlgang sowie beim Urinieren.

Bei mir wurde bereits im Alter von 22 Jahren eine Endometriose diagnostiziert, und obwohl ich damals nicht wusste, was eine Endometriose ist, hatte ich noch Glück: Dank eines kompetenten Arztes, der mir aufgrund seines Verdachts zu einer sofortigen Bauchspiegelung riet, blieb mir ein langer Leidensweg erspart, den viele Frauen bis zur Diagnose durchlaufen.

Als Endometriose wird die »versprenkelte« Gebärmutterschleimhaut (Sprenkel = Tupfen) bezeichnet, die sich außerhalb der Gebärmutterhöhle im Bauchraum angesiedelt hat und die auch den Darm, die Blase, die Gebärmuttermuskulatur (Adenomyosis uteri), die Eileiter und Eierstöcke, die Scheidenwand und seltener auch andere Organe, wie z. B. die Lunge, den Rückenmarkkanal oder das Gehirn, befallen kann.

Wie gelangen Gebärmutterschleimhautteilchen in den Bauchraum?

Mit dem Rückfluss des Blutes durch den Eileiter gelangen während der Menstruation lebensfähige Gebärmutterschleimhautzellen in die Bauchhöhle. Diese sogenannte retrograde Menstruation ist nach neueren Beobachtungen ein natürlicher Vorgang, der bei fast allen Frauen auftritt. Finden die Gewebeteilchen der Gebärmutterschleimhaut dort ein günstiges Milieu, können sich die Zellen im Bauchfell ansiedeln und Endometrioseherde bilden. Das allein kann aber noch nicht ausschlaggebend für das Entstehen einer Endometriose sein. Angenommen wird deshalb, dass auch genetische, hormonelle, mechanische und immunlogische Prozesse eine zentrale Rolle spielen.

So wird bei den immunologischen Faktoren eine Störung des Immunsystems beschrieben, durch die die Gebärmutterschleimhautzellen, die durch natürliche rückfließende Menstruation in den Bauchraum gelangt sind, nicht mehr zerstört werden und sich so im

Bauchfell einnisten können.[3] Aber auch Hormone der Eierstöcke, wie Östrogen und Gelbkörperhormon, können nachgewiesenermaßen das Wachstum der angesiedelten Schleimhautzellen begünstigen.

Zwar gibt es mehrere Entstehungstheorien. Die Ursachen für eine Endometriose sind aber nach wie vor unbekannt, und bisher ist auch nur teilweise geklärt, wie sie entsteht.

Warum verursacht versprenkelte Gebärmutterschleimhaut Beschwerden?

Die Gebärmutterschleimhaut, das Endometrium, befindet sich normalerweise in der Gebärmutter und kleidet deren Wände aus. Die Gebärmutterschleimhaut baut sich östrogenabhängig in der ersten Zyklushälfte bis zum Eisprung auf, um in der zweiten Zyklushälfte ein befruchtetes Ei aufnehmen und versorgen zu können. Tritt keine Schwangerschaft ein, löst sich mit nachlassendem Einfluss des Gelbkörperhormons die Gebärmutterschleimhaut von der Gebärmutterwand ab. Dieser Ablösungsprozess wird durch das An- und Entspannen der Muskulatur und die dadurch erzeugten Kontraktionsbewegungen (Peristaltik) unterstützt. Mit der eintretenden Blutung wird die Schleimhaut dann aus der Gebärmutter geschwemmt, und ein neuer Zyklus beginnt.

Gewebeteilchen der ausgeschwemmten Gebärmutterschleimhaut siedeln sich vorwiegend im Bauchraum an, und es entstehen sogenannte Endometrioseherde.

Manche Endometrioseherde sind mit bloßem Auge nicht zu erkennen. Andere Herde sind mit Blut gefüllt und können einen Durchmesser von mehreren Zentimetern erreichen.

Genau wie die Gebärmutterschleimhaut verhalten sich auch die Endometrioseherde östrogenabhängig. Sie wachsen während des Zyklus unter Östrogeneinfluss an und bluten während der Periode je nach betroffenem Organ in den Bauchraum bzw. in den Eierstock ab, wodurch auch Gewebe geschädigt werden kann. Diese Prozesse sind im Buch »Endometriose, gutartig, aber gemein« von Dr. Martin Sillem[4] sehr gut verständlich erklärt.

Das aus den Endometrioseherden ausgetretene Blut bleibt im umliegenden Gewebe liegen, wird dort aufgenommen und abgebaut. Diese Arbeit leisten die weißen Blutkörperchen, ähnlich wie bei einer Entzündung oder einem blauen Fleck. Das Immunsystem ist gefordert und muss aktiv werden. Das Blut wird, wie an einer Schnittwunde sichtbar, beim Austritt aus einem Gefäß sehr klebrig. Dafür sind Eiweiße verantwortlich, die der Blutgerinnung und Wundheilung dienen. Jedoch kommt es durch die Eiweißkomponenten im Bauchraum an den Endometrioseherden zu Verklebungen.

Die nach der Blutung einsetzenden Heilungsprozesse des Körpers führen an den Endometrioseherden zu Narbenbildungen und zu Verwachsungen (Adhäsionen) mit benachbartem Gewebe anderer Organe. Es findet also ein ganz normaler Heilungsprozess statt, der aber aufgrund der monatlich wiederkehrenden Blutung enorme Auswirkungen haben kann. Ähnliches erlebt man an kleinen Wunden, die man nicht in Ruhe lässt. Es bilden sich immer größere Wunden, die dann zu dicken Narben verheilen.

Zu solchen Narbenbildungen und Verwachsungen kommt es auch im Bauchraum. Häufig verkleben Darm, Eierstöcke und Gebärmutter miteinander. Dadurch wird die Beweglichkeit der betroffenen Organe eingeschränkt, und es kommt zu Funktionsstörungen.

Endometriose ist häufig, aber nicht zwangsläufig eine fortschreitende (progressive) Erkrankung, die die Funktionsfähigkeit der Organe, wie des Darms, der Blase, der Fortpflanzungsorgane, und das Sexualleben der erkrankten Frauen dauerhaft beeinträchtigen kann. Nach Auskunft von Professor Dr. Ingrid Gerhard und Professor Dr. Marion Kiechle leiden 71 bis 87 Prozent der Betroffenen unter chronischen Unterbauchschmerzen. 25 Prozent aller Kinderwunschpatientinnen leiden unter Endometriose. Bei 50 bis 80 Prozent dieser Frauen führen Verwachsungen und ein Verschluss der Eileiter zur Unfruchtbarkeit. Endometriosefrauen müssen sich mit dem Gedanken auseinandersetzen, eventuell auf natürlichem Wege nicht schwanger werden zu können. Und selbst nach vielen künstlichen Befruchtungen bleiben die Betroffenen oft ungewollt kinderlos.[5]

Auch die psychosozialen Auswirkungen auf das Leben und den Alltag der Betroffenen sind enorm. Viele Frauen sind häufig müde und erschöpft, sodass ihnen selbst die Kraft für alltägliche Kleinigkeiten fehlt.

Mit der Zeit zermürbten auch mich die Schmerzen. Ich war meist energielos, hatte wenig Lebensfreude, vernachlässigte Haushalt und Hobbys und zog mich von Freunden immer mehr zurück. Einladungen in der Blutungswoche sagte ich gar nicht erst zu, und fraglich war immer, ob ich die Kraft hatte, auf eine Feier zu gehen, die in der Erholungswoche lag. Ich war oft völlig antriebs- und interessenlos, zog die Bettdecke über den Kopf und wollte meine Ruhe. Ich funktionierte nur noch durch einen massiven Kraftaufwand. Mein Akku schwankte zwischen Reserve und Aufgebrauchtsein. Die Schmerzen machten mich völlig fertig.

Zur Frauenärztin ging ich nur noch einmal im Jahr oder wenn massive Zwischenblutungen auftraten. Denn sie empfahl mir jedes Mal, ich solle doch schwanger werden, als ob sich eine Endometriosebehandlung darauf reduzieren ließe, ein Kind in die Welt zu setzen.

Die Symptome

Typische Endometriosebeschwerden, die von den Herden vor Ort ausgelöst werden, sind:

- krampfartige Menstruationsschmerzen (Dysmenorrhoe),
- Unterbauchschmerzen und Übelkeit, Blutungsstörungen,
- Schmerzen beim Geschlechtsverkehr durch Endometriose in der Scheide,
- Schmerzen beim Stuhlgang und erschwerter Stuhlgang durch Endometriose am und/oder im Darm
- sowie Schmerzen beim Urinieren durch Endometriose an der Blase.

Alle diese Symptome können ebenfalls aufgrund von Verwachsungen (Adhäsionen), wie sie nach den Blutungen oder besonders durch Operationen entstehen, verursacht werden.

Daneben zeigen sich häufig auch unspezifische Beschwerden, wie allgemeines Unwohlsein, diffuse Bauchbeschwerden, Völlegefühl, Stimmungsschwankungen und Antriebslosigkeit.

Endometriose ist grundsätzlich gutartig.[6] Sie kann sich aber auf Organe ausdehnen, deren Funktion beeinträchtigen und so umfangreiche Operationen erforderlich machen. Die massiven körperlichen Belastungen können über die Zeit der Menstruation hinaus anhalten und zu starken psychischen Belastungen führen.

Bei mir traten auch nach mehrmaliger operativer Entfernung der Endometrioseherde weiterhin meine monatlich wiederkehrenden Schmerzphasen von bis zu einer Woche Dauer während der Periode auf, und zwar so heftig, dass ich nur durch die Einnahme von Schmerzmitteln meinen Verpflichtungen nachkommen konnte.

Über die Jahre hatte sich außerdem die Ausprägung der Schmerzen verändert. Lange litt ich unter extremen Schmerzen, wenn mein Darm gefüllt war, was mich veranlasste, vor der Periode nur sehr wenig und dann überwiegend breiige Nahrung zu mir zu nehmen. Ab November 2005 stellten sich pünktlich mit Beginn der Blutung zusätzlich brennende Magenschmerzen ein, sobald ich etwas aß. Außerdem hatte ich den Eindruck, jede Verzweigung meines Darmes beim Passieren festen Darminhaltes zu spüren. Dementsprechend war es eine Katastrophe, wenn die Blutung früher als geplant einsetzte und ich mich nicht durch breiige Nahrung darauf einstellen konnte.

Für die meisten Endometriosepatientinnen sind Eierstockzysten an der Tagesordnung, und in schöner Regelmäßigkeit erhalten sie von ihren Frauenärzten bei der Ultraschalluntersuchung den aktuellen Durchmesser oder ähnliche Beschreibungen wie »hat etwa die Größe einer Apfelsine«. Aus den Leitlinien verschiedener wissenschaftlicher Arbeitsgemeinschaften[7] zur Diagnostik und Therapie der Endometriose geht hervor, dass aus einer Endometriose auch maligne (bösartige) Tumore entstehen können, wenn auch sehr selten. Hauptsächlich handelt es sich dabei um Eierstockkrebs. Eine direkte krebsartige Veränderung einer Endometriose scheint demnach unter bestimmten Umständen möglich. Die Leitlinie formuliert dazu auch Risikofaktoren: Zysten an den Eierstöcken (ovarielle Endometriose) ab einem Durchmesser von neun Zentimetern, die Wechseljahre und ein erhöhter Östrogenstatus. In den Leitlinien wird auf schwedische Daten aus dem Jahr 2004 verwiesen, woraus als weiterer Risikofaktor das Auftreten einer Endometriosezyste bei Frauen im Alter von zehn bis 29 Jahren für ein späteres Eierstockkarzinom formuliert wurde. Die Leitlinien fordern deshalb, dass Endometriosepatientinnen mit Vorsicht, aber deutlich auf das Krebsrisiko hingewiesen werden.

Genetische, hormonelle, immunologische und mechanische Faktoren

Wie eine Endometriose entsteht und welche Ursachen dazu führen, konnte bisher nicht oder nur teilweise geklärt werden. Folglich gibt es noch keine Methode, um auslösende Faktoren zu vermeiden oder vorbeugende Maßnahmen zu ergreifen. Endometriose kann daher auch nicht geheilt werden.

Eine Endometriose entwickelt sich individuell verschieden. Sie kann keinerlei Krankheitscharakter aufweisen und bis hin zu massivsten Beschwerden und lebensbedrohlichen Funktionsstörungen von Organen reichen.

Alle bislang aufgestellten Entstehungsmodelle, wie die Implantation oder Transplantation nach Sampson (auch Ausbreitungs- oder Verschleppungstheorie durch Rückfluss von Menstruationsblut)[8], die Metaplasie (Meyer), die Autotransplantation, die TIAR-Theorie oder die Theorie über Funktionsstörungen des Immunsystems, liefern noch keine umfassenden schlüssigen Erklärungen.

Transplantation

Durch den Rückfluss von Menstruationsblut (retrograde Menstruation) über die Eileiter gelangen lebensfähige Gebärmutterschleimhautzellen während der Menstruation in den Bauchraum, die sich dort bei günstigem Milieu im Bauchfellbereich einnisten und so eine Endometriose hervorrufen. Nachgewiesen ist auch, dass Eierstockhormone, wie Östrogen und Gelbkörperhormon, das Wachstum dieser angesiedelten Zellen fördern.

Da der Rückfluss des Menstruationsblutes nach neueren Beobachtungen ein natürlicher Vorgang ist, der bei der Mehrheit aller Frauen vorkommt, erklärt diese Theorie allein nicht die Ursache für die Entstehung einer Endometriose.[9]

Metaplasie

Das Coelomkeimblatt, der Gewebeschlauch, aus dem sich innere Organe entwickeln, wird häufig durch Infektionen, hormonelle Störungen oder Störungen des Immunsystems beeinträchtigt, sodass sich diese Coelomzellen zu Endometriosegewebe entwickeln.

Diese Theorie wird dadurch gestützt, dass auch bei Männern nach Östrogenbehandlungen eine Endometriose nachgewiesen werden konnte – ebenso bei Frauen, die aufgrund von Missbildungen keine Gebärmutter haben.[10]

Die **Induktionstheorie**, die eine Kombination aus der Transplantations- und Metaplasietheorie darstellt, geht davon aus, dass Substanzen im Menstruationsblut undifferenzierte Stammzellen in der Wand des Bauchraumes anregen, sich zu einer Endometriosezelle zu entwickeln.

Autotransplantation

Nicht die bei der Menstruation abgestoßene obere Gebärmutterschleimhautschicht könnte für die Entstehung der Endometriose verantwortlich sein, sondern die sogenannte Basalschicht, aus der sich am Zyklusanfang die neue Schleimhaut wieder aufbaut. Die Basalschicht wird normalerweise nicht abgestoßen. Partikel dieser Schicht könnten aber durch Verletzungen, wie z. B. durch eine Operation, oder durch Selbstverletzungen aufgrund heftiger Kontraktionstätigkeiten der Gebärmutter abgeschliffen und verschleppt werden.

Frauen mit Endometriose haben meist bereits während der Zeit der Blutung eine starke Kontraktionstätigkeit, die aber zu diesem Zeitpunkt völlig nutzlos ist, da deren Funktion dem Samentransport dient. Es ist also eine Transplantation durch eine Verletzung, die sich der Uterus aufgrund seiner verstärkten Aktivität selbst zufügt.[11]

Tissue Injury And Repair-Theorie (TIAR)

Übersetzt heißt dies so viel wie »Gewebe-Verletzungs-und-Re-paratur-Konzept-Theorie zur Verletzung und Heilung von Gewebe«. Kein Wunder, dass der englische Begriff auch in der deutschen Literatur genutzt wird.

Eine gesteigerte Peristaltik der Gebärmuttermuskulatur (Hyper-aktivität der Gebärmutter[12]) führt zu kleinsten Verletzungen in der Muskulatur, einer sogenannten Autotraumatisierung. Aufgrund der minimalen Verletzungen werden Heilungsprozesse ausgelöst, die an den Wunden die Ausschüttung von Östrogenen begünstigen. Die Östrogene fördern aber wiederum die Peristaltik, sodass ein Teufelskreis entsteht. In diesem Zusammenhang konnten bei Endometriosepatientinnen Veränderungen im Hormonspiegel und vermehrte Entzündungsprozesse nachgewiesen werden.[13]

Funktionsstörungen des Immunsystems

In einigen Studien wurden spezifische Antikörper im Blut von Endometriosepatientinnen untersucht. Die vorliegenden Ergebnisse sind aber nicht eindeutig. Diskutiert wird deshalb, ob bei einer Endometriose auch eine Autoimmunerkrankung als Entstehungsursache angenommen werden kann.

Bei einer weiteren Entstehungstheorie spielen Gifte in der Umwelt, wie PCB (Polychlorierte Biphenyle), DDT (Dichlordiphenyltrichlorethan), Phtalate (Weichmacher im PVC) oder Dioxine, eine Rolle,[14] die die Entstehung von Endometriose bereits in der frühen Entwicklung der Endometriosepatientin begünstigen. Die Umweltgifte wirken ähnlich wie Östrogene und könnten das Hormonsystem des Embryos gestört haben. In Tierexperimenten ließ sich u. a. durch Dioxin, das auch in Fleisch enthalten sein kann, und durch Chemikalien, wie sie z. B. in Kosmetika, Nagellacken und Plastik enthalten sind, das Wachstum von endometriosetypischem Gewebe fördern.[15] Dioxin wird im Fettgewebe des Körpers gespeichert. Nach dem Seveso-Unfall in Italien waren viele Frauen vorsorglich auf Dioxine untersucht worden. Bei auffällig vielen Frauen mit höheren Dioxinwerten wurde in späteren Jahren häufiger eine Endometriose diagnostiziert.[16]

Da es sich um eine vielschichtige, komplexe Erkrankung handelt, gehen Endometriosespezialisten deshalb heute von einem multimodalen Konzept aus, dem zufolge an der Entstehung genetische, hormonelle, immunologische und mechanische Faktoren maßgeblich beteiligt sind.

Gesichert ist, dass Endometriose familiär gehäuft auftritt[17] und dass das Endometrioserisiko bei jenen Frauen erhöht ist, die unter starken oder lang anhaltenden Blutungen leiden. Ein möglicher Grund dafür könnte sein, dass durch die häufigen oder starken Blutungen selbst ein intaktes Abwehrsystem, das normalerweise die in den Bauchraum gelangten Gebärmutterschleimhautzellen zerstört, schlicht überfordert wird.

Da eine Endometriose (noch) nicht im Sinne des Wortes »geheilt« werden kann, steht die Beseitigung der Endometrioseherde und die Behandlung der Beschwerden im Vordergrund.

Warum ist Endometriose so schwierig zu diagnostizieren?

Endometriose ist zwar gutartig, aber dennoch ein Drama. Auch deshalb, weil vom Auftreten der ersten Symptome bis zur Diagnosestellung durchschnittlich fünf Jahre vergehen, wobei die Betroffenen häufig von Arzt zu Arzt wandern müssen.

Die von einer Endometriose verursachten Beschwerden variieren – je nachdem, wo sie sich angesiedelt hat und welche Organe betroffen sind. Häufig steht das Ausmaß der Schmerzen nicht im

Zusammenhang mit der Größe der Endometrioseherde. So können kleinste Herde gravierende Beschwerden auslösen. Auch durch endometriosebedingte Verwachsungen können sich Beschwerden herausbilden, die unabhängig vom Menstruationszyklus auftreten. Und selbst die für eine Endometriose typischen Menstruationsschmerzen können sehr unterschiedlich ausgeprägt sein. Darüber hinaus zeigen sich oft auch ganz unspezifische Symptome. Berücksichtigt man dazu, dass eine Endometriose bei Frauen aller Altersgruppen auftreten kann und dass Menstruationsschmerzen sehr häufig ganz andere Ursachen haben, ist ein eindeutiges charakteristisches Beschwerdebild schwer festzulegen.

Bei der normalen gynäkologischen Untersuchung sind frühe Stadien einer Endometriose nicht zu erkennen. Als Standardmethode zur Diagnose bleibt deshalb nur eine Bauchspiegelung (Laparoskopie), bei der unter Vollnarkose ein optisches System über einen kleinen Schnitt in der Nabelgrube in die Bauchhöhle eingebracht wird. Durch eingeleitetes CO_2-Gas wird die Bauchdecke angehoben, sodass der Bauchraum und die im kleinen Becken liegenden inneren Geschlechtsorgane begutachtet werden können.

Angesichts dieses invasiven Eingriffs ist die Frage berechtigt, ob diese Methode bereits bei nur leichten Menstruationsbeschwerden angemessen ist. Der Endometriosespezialist Professor Karl-Werner Schweppe empfiehlt deshalb vor allem bei jungen Frauen mit einem normalen gynäkologischen Untersuchungsbefund einschließlich Ultraschall erst einmal die Einnahme kombinierter oraler Verhütungsmittel. Stellt sich damit innerhalb von zwölf Monaten keine befriedigende Besserung ein, ist die diagnostische Bauchspiegelung das Mittel der Wahl. So können unnötige Eingriffe vermieden werden, ohne dass die Diagnose einer Endometriose unangemessen lange verschleppt wird. Nach einer einfacheren Methode zur Diagnose einer Endometriose, z. B. durch einen Bluttest, wird seit 2008 intensiv gesucht.

Die Behandlung der Endometriose

Bei meiner zweiten Operation habe ich sofort nach dem Aufwachen aus der Narkose einen der anwesenden Assistenzärzte gefragt, ob denn alle Endometrioseherde entfernt werden konnten. Seine Antwort: »Dann hätten wir ja alle Organe rausnehmen müssen.« Danach hatte ich ein anderes Bild von der Endometriose.

Nicht nur wir als Patientinnen, sondern auch unser Gesundheits- bzw. Rentensystem wird durch die Endometriose aufgrund von Behandlungen, Operationen, Arbeitsunfähigkeiten und vorzeitige Berentungen stark belastet. Die Schulmedizin kann bisher nur Endometriosesymptome behandeln, nicht aber die Krankheit selbst heilen, die eine hohe Rezidivrate (Rückfallwahrscheinlichkeit) aufweist. Inzwischen konnte sich eine Reihe ergänzender und alternativer Heilbehandlungen und Behandlungsstrategien etablieren, die sich beim Einsatz gegen Endometriosebeschwerden bewährt haben.

Bei den schulmedizinischen Behandlungen stehen die chirurgischen und medikamentösen/hormonellen Therapien im Vordergrund. Dabei hat die chirurgische Therapie in den letzten Jahren gute Fortschritte erzielt. Bei Operationen wird überwiegend die Bauchspiegelung durchgeführt. So bleiben den Patientinnen Bauchschnitte erspart, was die Narbenbildung und entsprechende Folgeprobleme reduziert hat. Durch einen minimalinvasiven Eingriff kann die Verdachtsdiagnose Endometriose gesichert werden.

Endometriosezellen sind in der Lage, sich am Gewebe im Bauchraum anzusiedeln und sich dort zu vermehren, genauso wie die Schleimhaut der Gebärmutter, die sich bis zum Eisprung aufbaut. Beide Zelltypen verhalten sich also gleich. Jeder Operateur wird deshalb bemüht sein, möglichst alle Endometrioseherde im Bauchraum komplett zu beseitigen. Je vollständiger die Herde entfernt werden können, umso größer sind die Erfolgsaussichten, die endometriosebedingten Beschwerden zu beheben und ein Wiederauftreten der Endometriose zu verhindern. Die Herde werden dabei ausgeschnitten (Excision, Exstripation) oder durch Hitze verkocht oder zerstört. Bei einer oberflächlichen Endometriose ist die Beseitigung der Herde meist erfolgreich. Aber Mikroherde oder tief infiltrierte Herde, d. h. Herde, die tief in das Gewebe eingedrungen sind, können übersehen werden. Oder eine vollständige Entfernung der Herde ist nur durch das Mitentfernen betroffener Organe möglich. Gerade bei jungen Frauen oder bei bestehendem Kinderwunsch wird deshalb auf eine vollständige Entfernung der Gebärmutter und/oder der Eierstöcke und Eileiter auch nach den Leitlinien in den allermeisten Fällen verzichtet.

Ein weiterer Aspekt des chirurgischen Eingriffs ist das Lösen von Verwachsungen sowie eine Prüfung auf Durchgängigkeit der Eileiter bei bestehendem Kinderwunsch. Denn Endometriosegewebe kann sich auch in den Eileitern ansiedeln, sie verkleben und so in ihrer Bewegungsfähigkeit einschränken. Oder die Eileiter können für Sperma und Eizellen undurchlässig werden.

Wiederholte Operationen können ihrerseits aber erneute Verwachsungen und Vernarbungen verursachen und so zu weiteren Beeinträchtigungen und Beschwerden führen.

Nach der ersten Operation litt ich jeden Monat unter starken Regelschmerzen, und ich wusste, dass sich nach jeder Operation weitere Verwachsungen bilden, die zusätzlich zur Endometriose die Funktion der Unterleibsorgane beeinträchtigen können. Daher hatte ich beschlossen, mich so wenig wie möglich operieren zu lassen. Doch ich wollte schwanger werden, und was meinen Unterleib und seine Funktion betraf, wollte ich für eine Schwangerschaft gut vorbereitet sein und werden. Die Ärzte sprachen von »Sanierung«. In meinem Sprachgebrauch bezog sich dieser Begriff bis zu diesem Zeitpunkt auf

heruntergekommene Altbauten. Ich lernte diesbezüglich umzuden-
ken. In meinem Unterleib sollte aufgeräumt und Raum geschaffen
werden. Raus mit irgendwelchen Endo-Herden und Verwachsungen.
Vom sanierungsbedürftigen Altbau zur kinderfreundlichen Nisthöh-
le. Es kam dann aber zu einer richtig großen Baustelle mit tiefer
Baugrube, einer Operation mit Bauchschnitt. Die Narbe liegt im
Schamhaarbereich, sodass die Bikinihose alles verdeckt. Aber noch
heute, 14 Jahre danach, ist der Bereich um die Narbe herum taub,
ohne Gefühl. Und das wird wohl auch so bleiben.

Bei der Sanierung wurden Verwachsungen gelöst und Endometrioseherde auf dem Blasendach entfernt. Obwohl den operierenden
Ärzten aus den Vorgesprächen mein Schwangerschaftswunsch bekannt war, wurde leider versäumt, meine Eileiter auf Durchlässigkeit
zu prüfen. Dabei hatte ich dieser Operation entgegengefiebert, mich
darauf gefreut, nun endlich optimal saniert die Familienplanung
angehen zu können. Aus dieser Erfahrung lernte ich, vor jeder Untersuchung meine Wünsche deutlich zu formulieren und mich mit den
Ärzten auf Augenhöhe zu unterhalten. Das Weißkittelphänomen, das
bei mir bis zu dieser OP noch vorlag, war verschwunden. Das führte
dazu, dass ich es ansprach, wenn ich den Eindruck hatte, nicht ernst
genommen zu werden, oder wenn ich mitten im Satz unterbrochen
wurde. Ich übernahm wieder die Verantwortung für meinen Körper.

Die medikamentöse Behandlung

Die Schulmedizin konnte mir manchmal nicht einmal meine
Schmerzen nehmen. Die Endometriose kam nach jeder Operation
wieder.

Zu den medikamentösen Therapien zählen Hormone und
Schmerzmittel. Dabei wird zwischen der Behandlung der Endometri-

ose an sich, z. B. um ein Wiederauftreten zu vermeiden oder um die Herde am Wachstum zu hindern, und der reinen Schmerztherapie unterschieden.

Medikamente können zusätzlich zu einer Operation, anstelle einer Operation oder auch als Langzeittherapie eingesetzt werden.

Die in der Endometriosetherapie eingesetzten unterschiedlichen Hormonbehandlungen zielen meist darauf ab, die Endometrioseherde durch Östrogenentzug »auszutrocknen«:

1) Langzeittherapie durch Einnahme der Antibabypille (Gestagene), wodurch der Zyklus gestört und die Monatsblutung unterdrückt wird;
2) Medikamente (GnRH-Analoga), die die Hormonproduktion unterdrücken und so vorzeitig die Wechseljahre auslösen.

Die Patientinnen sind während der Hormonbehandlungen jedoch meist nur teilweise beschwerdefrei.

Wie ich in der Selbsthilfearbeit oft beobachten musste, tritt die Endometriose sowohl nach dem Absetzen der Hormonmedikamente als auch nach einer Schwangerschaft häufig wieder auf, sobald sich ein normaler Zyklus mit Östrogeneinfluss eingestellt hat, und verursacht teilweise schwerere Beschwerden. Oder die Nebenwirkungen der Medikamente belasten nun anstelle der Endometriosebeschwerden die Betroffenen.

Nach der ersten Operation nahm ich täglich ein Hormonpräparat. Anfangs bemerkte ich keine Veränderungen, aber nach ein paar Wochen litt ich unter Stimmungsschwankungen, die mit der Zeit schlimmer wurden. Während ich sonst eher der freundliche, ruhige und gelassene Typ war, gab es nun Anlässe, bei denen ich mich extrem beherrschen musste. In mir tobte plötzlich und scheinbar grundlos die pure Aggression und drohte explosionsartig hervorzuplatzen, was ich wiederum zu kontrollieren versuchte. Das kostete mich sehr viel Kraft. Nach außen lächelte ich, innerlich war ich sehr aufgewühlt. So etwas hatte ich noch nie erlebt. Meine Gefühle und Stimmungslagen glichen der Fahrt in einer Achterbahn, in die ich freiwillig gar nicht erst eingestiegen wäre.

Ich konnte zwar mit der Diagnose Endometriose gut umgehen, aber die Gelbkörperhormone setzten mir immer heftiger zu, und neben den Stimmungsschwankungen stellten sich Taubheitsgefühle im Lippen-, Nasen- und Zungenbereich, am Rumpf und am linken Arm ein.

Mein behandelnder Arzt konnte bei den Taubheitssymptomen keinen Zusammenhang mit dem Hormon erkennen. Ich musste zur weiteren Diagnostik zum Neurologen, und der vermutete, dass es sich um Multiple Sklerose handelte. Vor der MS-Diagnostik hatte ich große Angst, und es war eine sehr belastende Zeit. Zum Glück bestätigte sich der Verdacht nicht.

In dieser Zeit hatte ich manchmal sehr schwarze Gedanken. Die Stimmungsschwankungen brachten mich so durcheinander, dass ich beim Anblick von Hochhäusern dachte, diese Achterbahnempfindungen hätten sicher ein Ende, wenn ich von da oben springen würde.

Durch diese Erfahrung war ich sehr skeptisch geworden gegenüber Medikamenten im Allgemeinen und Hormonen im Besonderen – einer der Gründe dafür, warum ich begann, nach Informationen über die Endometriose zu suchen. Ich nahm Kontakt zur Universität Heidelberg auf, wo eine Endometriose-Sprechstunde angeboten wurde. Dort war in der Ambulanz eine engagierte Mitarbeiterin tätig, der ich noch heute für die Telefonate, ihre Informationen und Kontaktadressen sehr dankbar bin.

Bei Endometriose an den Eierstöcken äußern sich auch die Leitlinien kritisch zur alleinigen medikamentösen Therapie. Die Einnahme eines GnRH-Analogons kann demnach zwar zur Verkleinerung des Endometriums führen, aber ob sich dadurch operationstechnische

Vorteile oder eine Verminderung der Rezidivraten ergeben, konnte in Studien nicht eindeutig belegt werden.

Neben der Behandlung der Endometrioseherde steht meist die Schmerztherapie im Vordergrund. Schmerzmedikamente sollen die Schmerzen reduzieren bzw. unterdrücken. Als Schmerzmittel werden häufig Acetylsalicylsäure, Ibuprofen und Diclofenac eingesetzt.

Komplementäre Therapien

Mittlerweile steht eine ganze Palette naturheilkundlicher[18] und konventioneller Therapien als komplementäre Behandlungsmethoden zur Verfügung, deren Einsatz sich als erfolgreich erwiesen hat.

Einigen Endometriosepatientinnen wird, wie auch mir, nach Jahren medikamentöser und chirurgischer Behandlungen bewusst, dass bestenfalls nur eine zeitweilige Hilfe möglich ist.

Einen guten Überblick über die alternativen Behandlungsmöglichkeiten fand ich in der Broschüre des Feministischen Frauengesundheitszentrums Berlin e. V. (FFGZ)[19]. Bei alternativen und komplementären (ergänzenden) Behandlungsmethoden handelt es sich um Sammelbegriffe für eine Vielzahl unterschiedlicher Behandlungskonzepte. Dazu gehören die Homöopathie, Entspannungsverfahren wie Autogenes Training, Progressive Muskelentspannung, Yoga, Qi Gong und Körpertherapien, manuelle Therapien wie Osteopathie und Massage, die Traditionelle Chinesische Medizin (TCM), in der verschiedene Therapien wie Tees, Entspannungstechniken und Akupunktur vereint werden, sowie Naturheilverfahren unter Verwendung von Naturprodukten, z. B. Kräutern und Vitaminen oder Diäten, im Sinne des ursprünglichen Begriffs einer gesunden oder richtigen Lebensweise.

Das FFGZ führt als alternative Verfahren bei Endometriose an erster Stelle die Ernährung an, gefolgt von Schüßler-Salzen, Homöopathie, TCM, Pflanzenheilkunde in Form von Kräutertees, Entspannungstechniken und Körpertherapien, Reflexzonentherapie, Autogenem Training und Visualisierung. Neben der Psychotherapie wird auch die Selbsthilfearbeit betont.

Die Leitlinien zur Diagnostik und Therapie von Endometriose verweisen ebenfalls darauf, dass bei chronisch rezidivierender (wiederauftretender) Endometriose durch komplementäre Therapien bei vielen Frauen eine deutliche Besserung ihrer Beschwerden erzielt werden konnte. Dazu zählen nach den Leitlinien die Verfahren der Akupunktur und der Traditionellen Chinesischen Medizin, der klassischen Homöopathie, der Phytotherapie, der Physiotherapie sowie andere, nicht namentlich genannte Verfahren.

Viele Krankenkassen verweigern die Zahlung für diese alternativen Behandlungen. Nach Angaben des Deutschen Ärzteblattes[20] aus dem Jahr 2007 werden in Deutschland pro Jahr rund neun Milliarden Euro für komplementär- und alternativmedizinische Verfahren ausgegeben. Fünf Milliarden Euro davon zahlen die Patienten selbst.

Damit jede Endometriosepatientin eine Behandlung findet, die zu ihr passt, sollte sie sich eingehend informieren. Dazu haben engagierte, selbst an Endometriose erkrankte Frauen 1996 die Endometriose-Vereinigung Deutschland e. V. gegründet. Dort finden sich Adressen von Selbsthilfegruppen[21], und der Kontakt zwischen Frauen, die an Endometriose erkrankt sind, wird gefördert. Die Endometriose-Vereinigung bietet dazu auch ein sogenanntes Peer-to-Peer-Beratungstelefon, bei dem Betroffene anderen Betroffenen ehrenamtlich zuhören und sie beraten.

Mittlerweile ist auch gute Patientinnenliteratur über Endometriose erhältlich, und Endometriosekongresse richten sich an Ärzte und Patientinnen gleichermaßen. Jede an Endometriose erkrankte Frau sollte so gut informiert sein, dass sie im Arztgespräch die aufgezeigten Behandlungswege kritisch hinterfragen kann und in der Lage ist, für sich zu entscheiden, welche Optionen sie wahrnehmen will. Das Gefühl, das Geschehen selbst mitbestimmen zu können und über ein eigenes Krisenmanagement zu verfügen, ist nach meiner eigenen Erfahrung ein wichtiger Ansatz für einen positiven Umgang mit der Erkrankung. Es nimmt den Druck und befähigt dazu, wieder die Verantwortung für den eigenen Körper zu übernehmen, anstatt darauf zu warten, dass Ärzte den Körper von der Endometriose heilen werden.

Mediziner forschen intensiv an einer Behandlung der Endometriose. Endometriosebetroffene profitieren von den Fortschritten dieser Forschung und dienen ihr gleichzeitig. Denn es geht teilweise nach dem Prinzip »Versuch und Irrtum«, sodass Endometriosepatientinnen in einem gewissen Rahmen auch die »Versuchskaninchen« sind.

Meine Endometriosezysten stellten sich nach jeder Operation im Verlauf von zwölf Monaten wieder ein – und über lange Jahre wurde mir jedes Mal wieder zu einer Operation geraten.

Im Jahr 2005 gründeten renommierte Mediziner gemeinsam die »Europäische Endometriose Liga«[22] mit dem Ziel, aktuelles Wissen über die Endometriose zu verbreiten und die Krankheit stärker im Bewusstsein der Ärzte wie auch der Öffentlichkeit zu verankern. Gemeinsam mit der »Stiftung Endometriose Forschung«[23] werden Schulungen, Tagungen und Kongresse organisiert. Mittlerweile findet alljährlich am 29. September ein Endometriose-Tag statt.

Beide Organisationen vermitteln den Kontakt zu Ärzten und informieren über Endometriosespezialisten. Die Endometriose-Vereinigung Deutschland e. V. vermittelt neben Selbsthilfegruppen auch Adressen zertifizierter Endometriosezentren. Bei der Zertifizierung werden verschiedene Faktoren, z. B. die Patientinnenorientierung, zur Bewertung herangezogen. Die Bewertung fließt dann in Qualitätsstufen von I bis III ein, die an die Zentren vergeben werden, wobei III die Bestnote ist.

Meine eigenen Erfahrungen mit den Endometriosezentren sind widersprüchlich. In einem mit III zertifizierten Zentrum wurde ich bereits in meinem ersten Satz unterbrochen, ich solle keine Diagnose stellen. In einem anderen mit III zertifizierten Zentrum war ich von den betreuenden Ärztinnen rundum beeindruckt. Noch nie war ich so umfassend beraten worden.

Hier zeigt sich deutlich – und das sollten wir Patientinnen nie vergessen –, dass auch Ärzte Menschen mit eigenen Gefühlslagen, Ansichten und Fertigkeiten sind. Wichtig ist es daher, auszutesten, wo Sie sich wohlfühlen!

Die Endometriose-Vereinigung ist für Rückmeldungen dankbar.

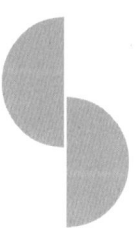

Schmerzgeschehen und Schmerzerleben

Wir streben mehr danach,
Schmerz zu vermeiden,
als Freude zu gewinnen.
Sigmund Freud

Endometriosepatientinnen leiden häufig besonders unter den Schmerzen, die durch die Endometriose verursacht werden. Die Ausdehnung der Endometriose und die sich monatlich wiederholenden Entzündungsprozesse, die weitere Verwachsungen fördern, können zu akuten, aber auch zu andauernden oder wiederkehrenden Schmerzen führen, die als chronisch bezeichnet werden. Oftmals sind das krampfartige Schmerzen, die im Verlauf der Erkrankung zunehmend den Alltag beeinträchtigen. Die Belastung, die durch den Schmerz entsteht, zermürbt und kann zu psychischen Beeinträchtigungen führen, wie depressiven Symptomen, Ängsten und Schlafstörungen. So kann die Endometriose Einfluss auf unser Umfeld nehmen, auf Familie, Freunde, Kollegen und Vorgesetzte.

In diesem Zusammenhang sei nochmals erwähnt, dass die Ausprägung der Endometriose nicht mit dem Beschwerdegrad zusammenhängen muss. Es gibt an Endometriose erkrankte Frauen, die keinerlei Schmerzen haben und bei denen die Erkrankung erst durch den unerfüllten Kinderwunsch erkannt wird.

Was ist Schmerz?

Schmerz ist unangenehm. Schmerzen fühlen und erleben wir durch unsere Sinne. Schmerz ist mit einer aktuellen oder möglichen Schädigung unseres Körpers verbunden.

Eine Gruppe von Wissenschaftlern hat im Auftrag der International Association for the Study of Pain (IASP) die folgende Definition von Schmerz formuliert: Schmerz ist ein unangenehmes Sinnes- und Gefühlserlebnis, das mit aktueller oder potenzieller Gewebeschädigung verknüpft ist oder mit Begriffen einer solchen Schädigung beschrieben wird.

Was wäre, wenn wir keine Schmerzen wahrnehmen würden? Stellen Sie sich vor, Sie sitzen auf dem Sofa und sind in ein spannendes Buch vertieft. Weil es noch gemütlicher ist, haben Sie ihre Beine auf dem Couchtisch ausgestreckt. Das Buch zieht Sie völlig in seinen Bann. Aufgeregt rutschen Sie auf dem Sofa hin und her, sodass Ihre Füße den brennenden Teelichtern zu nahe kommen, die mitten auf dem Tisch stehen. Stellen Sie sich vor, was passieren würde, wenn Sie keine Schmerzempfindung hätten … Ohne Schmerzempfindung wären wir Gefahren schutzlos ausgeliefert und könnten nicht lange überleben.

Schmerz ist ein Alarmsystem unseres Körpers, das uns vor körperlicher Schädigung warnt, Fehlfunktionen anzeigt und Reaktionen hervorruft, die unseren Körper schützen sollen. Der Alarm oder Reiz kann als Information an das Gehirn verstanden werden, dass der Körper oder bestimmte Teile, so etwa Gewebestrukturen im Inneren des Körpers, in Gefahr sind, geschädigt zu werden oder bereits geschädigt worden sind. Durch komplizierte Vorgänge werden die Gefahrenmeldungen als Reize in Schmerzen umgewandelt – oder auch nicht.

Die Erfahrung von Schmerz ist also normal und gleichzeitig eine wichtige, wenn auch unangenehme Antwort auf Reize, die unser Gehirn für bedrohlich hält.

Oft kommt es zu Schmerzen, wenn das körpereigene Alarmsystem unser Gehirn vor aktuellen oder eventuellen Gewebeschäden warnt. Mit dem Ziel, den Körper zu schützen, tritt bei Schmerzen eine Vielzahl anderer Systeme in Aktion. Beispielsweise wird das Muskelsystem aktiv, wenn Ihr kleiner Fußzeh von einer Teelichtflamme zu sehr erwärmt wird und die Gefahr bestehen könnte, dass am Fuß Gewebe verbrennt. Schmerz kann so unangenehm und massiv auftreten, dass wir gezwungen sind, uns mit der Schmerzquelle auseinanderzusetzen und etwas dagegen zu tun. Das Buch kann dann noch so spannend sein, wir schauen vom Buch weg und ziehen gleichzeitig den Fuß zurück.

Wir alle kennen Schmerzen aufgrund von Schnittwunden oder Fehlhaltungen, wie langem Sitzen oder schwerem Heben. Dem Gehirn werden hier Veränderungen in Gewebebereichen des Körpers gemeldet. Es beschließt, dass diese Bereiche gefährdet sind, und reagiert mit Schutzmaßnahmen. Mit diesen Abläufen und Zusammenhängen befassen sich z. B. die beiden Physiotherapeuthen Butler und Moseley sehr eingehend in ihrem Buch »Schmerzen verstehen«.

Schmerzen sind Empfindungen und Erfahrungen, die Einfluss auf unsere Gedanken und Gefühle haben und wiederum von unserem Denken und Fühlen beeinflusst werden. Eine ständige Interaktion. So braucht ein Kind wahrscheinlich nur einmal auf eine heiße Herdplatte zu greifen, und der unangenehme und plötzliche Schmerz wird es so erschrecken, dass es, auch ohne sich sonderlich zu verbrennen, dauerhaft gelernt hat: Vorsicht! Herdplatten können, wenn sie heiß sind, gefährlich sein.

Umgekehrt können existierende körperliche Probleme so lange keine Schmerzen auslösen, wie unser Gehirn davon ausgeht, dass für den Organismus keine Gefahr besteht. Demnach gibt es Gewebeveränderungen, die das Gehirn als nicht bedrohlich einstuft. Gleichzeitig ist das Gehirn in der Lage, Schmerzen völlig auszublenden, wenn dies für unser Überleben wichtig ist. So kann ein Schock die Schmerzweiterleitung an das Gehirn blockieren, was beispielsweise schwer verletzte Menschen bei Unfällen oder im Krieg befähigt, andere Menschen zu retten, ohne dass sie dabei die eigenen Schmerzen verspüren. Oder Sportler, die in Wettkampfsituationen noch mit schmerzhaften Verletzungen Höchstleistungen vollbringen, indem sie der Verletzung ihre Aufmerksamkeit entziehen und sich ganz auf das äußere Geschehen konzentrieren.[24]

Das Wissen über die Physiologie von Schmerzen kann helfen, Schmerzzustände als weniger bedrohlich zu bewerten und den Umgang damit zu erleichtern. Schmerzen sind eine sinnvolle Einrichtung des Körpers und helfen dabei, unsere Gesundheit und Unversehrtheit zu erhalten. Daneben können Schmerzen auch ein eigenständiges Krankheitsbild darstellen.

Wann ist ein Schmerz chronisch?

Endometriosepatientinnen wissen oft nicht, dass die Schmerzen, unter denen sie Monat für Monat leiden, als chronisch bezeichnet werden. Viele entgegnen, dass ihre Schmerzen aber doch akut jeden Monat durch die Menstruation verursacht werden. Das ist so auch richtig. Dabei spielen aber die Zeitdauer und die Regelmäßigkeit oder Beständigkeit der Schmerzen eine wichtige Rolle. Wenn Schmerzen über einen Zeitraum von sechs Monaten ständig oder wiederholt auftreten, werden sie als chronisch bezeichnet. Da die Schmerzen, bedingt durch die Menstruationsblutung, zwar akut, aber in monatlichen Abständen wiederholt auftreten, kommt es mit der Zeit zu Veränderungen im Nervensystem. Es entsteht ein Schmerzgedächtnis.

Im Allgemeinen gehen Schmerzmediziner davon aus, dass bei chronischen Schmerzen unser Gehirn das Geschehen als bedrohlich bewertet, ohne dass eine erkennbare Bedrohung vorliegt. So können fehlende Informationen die bedrohliche Wirkung anhaltender Schmerzen verstärken und Ängste entstehen lassen.

Da erkennen sich Endometriosepatientinnen wieder. Viele, und dazu zählte auch ich, entwickeln aufgrund der massiven Schmerzen Ängste, die schon in den Tagen oder Wochen vor der Monatsblutung auftreten oder latent vorhanden sind. Manche Endometriosefrauen, die sich als generell ängstlich beschreiben, werden zunehmend ängstlicher, und sie nehmen Ängste wahr, die weit über die Angst vor den monatlichen Schmerzen hinausgehen.

Daher muss die Entstehung und Entwicklung von Schmerzen ganz individuell betrachtet werden. Eine Wunde am Fuß ist immer unangenehm. Aber wenn wir am Abend zum Tanzen verabredet sind oder am nächsten Tag wandern gehen möchten, erleben wir die Wunde vielleicht noch schmerzhafter.

Neben unseren Gedanken, Einstellungen, Gefühlen und Verhaltensweisen nimmt auch unsere Umwelt Einfluss auf unser Schmerzerleben. In einer Studie zu chronischen Schmerzsyndromen[25] konnte gezeigt werden, dass die Anwesenheit eines mitfühlenden und aufmerksamen Partners den Schmerz des Patienten verstärken kann. Dabei wurde durch Messung der Hirnströme (EEG) und durch ein bildgebendes Verfahren, das die aktiven Gehirnareale darstellt, die Reaktion des Gehirns auf den Schmerzreiz dargestellt. Die Antwort des Gehirns auf den Schmerzreiz erhöhte sich um ein Vielfaches, sobald der mitfühlende Partner anwesend war, und wirkte somit schmerzverstärkend, während die Anwesenheit eines Partners, der den Schmerz des Patienten eher ausblendete oder ignorierte, keine Auswirkung hatte.

Zurück zu dem kleinen Fußzeh, der zu nah an die Flamme des Teelichts kommt. Je nach Wärmeeinwirkung, die eine sensorische Information darstellt, muss er nicht wehtun. Nein, wir wärmen ja gern unsere kalten Füße oder Hände an einem Kaminfeuer oder der Flamme einer Kerze auf. Dies würde keiner von uns tun, wenn wir dabei sofort Schmerzen empfänden.

Sensorische Informationen sind Informationen, die uns über unsere Sinnesorgane aus der Umwelt (z. B. von der Flamme über die Haut) und auch aus dem Körperinneren (z. B. von der Endometriose) erreichen. Die sensorischen Signale werden analysiert, wobei das Gedächtnis, die Vernunft und unsere Emotionen beteiligt sind. Nach diesen komplexen Abläufen entscheidet das Gehirn, ob eine Gefahr besteht und ob Schmerzen angebracht sind, um uns beispielsweise beim Lesen zu stören oder nicht. Es kann also durchaus sein, dass das Gehirn zuerst auf »kein Schmerz« entscheidet, weil der kleine Fußzeh nur gewärmt wird. Wenn aber die Wärme den kleinen Zeh stärker erhitzt, als unser Gehirn für gut erachtet, weist es uns durch den Schmerz auf die zunehmende Gefahr hin. Der Schmerz entsteht also in unserem Kopf, indem der Reiz eine Schwelle überschreitet.

Probieren Sie es selbst aus: Drücken Sie langsam und vorsichtig ihren Fingernagel in ihren Handrücken. Erst spüren Sie nur den Druck des Fingers bzw. des Fingernagels. Dazu wird die äußerste Front unseres Alarmsystems aktiv: Die Nervenzellen in der Haut unseres Handrückens melden einen Reiz, eine mögliche Gefahr. Unser Gehirn bewertet den Druck in diesem Fall als »nicht bedrohlich«, also kein Schmerz. Drücken Sie nun aber den Fingernagel vorsichtig etwas fester in ihre Haut, sodass die Gefahr besteht, die Haut zu verletzen, leiten die Nerven diesen erhöhten Druck weiter. Das Gehirn reagiert auf diese Information, bewertet den Druck nun als gefährlich und erzeugt Schmerz. Es muss also eine bestimmte Reizschwelle überschritten werden, damit das Gehirn ein Schmerzgefühl erzeugt.

Warum leiden manche Endometriosefrauen an chronischen Schmerzen, andere hingegen nicht?

Für die Schmerzempfindung sind chemische, mechanische und neuronale Faktoren verantwortlich. Auf einer Nervenfaser befinden sich viele verschiedene Sensoren. Manche reagieren auf Temperaturänderungen, manche auf mechanische und andere auf chemische Reize. Eine Betäubungsspritze schließt die Sensoren, der Nerv wird so deaktiviert und kann keine Reize über das Rückenmark an das

Gehirn weiterleiten. Die Sensoren werden innerhalb weniger Tage erneuert, sodass die Schmerzempfindlichkeit nicht langfristig festgelegt ist. Sie kann sich also ständig verändern.

Eine spezielle Form von Nervenfasern, die Nozizeptoren, reagieren auf alle Reize, die für die Gewebe eine potenzielle Gefahr darstellen können, und schicken ihre Reizmeldung sofort an das Rückenmark. Nozizeption heißt Schmerzsinn, wobei es im eigentlichen Sinn keine Schmerznerven oder -bahnen gibt. Das Gehirn entscheidet auch hier.

Bei der Endometriose werden Prostaglandine, die Peristaltik (Bewegungen/Krämpfe), Adhäsionen (Verwachsungen) sowie mechanische und chemische Veränderungen für die Schmerzen verantwortlich gemacht. Die infiltrierten Endometrioseherde geben den Stoff Prostaglandin ab. Prostaglandine reizen die Nerven im Beckenraum, die für die Schmerzwahrnehmung verantwortlich sind, und verursachen das rhythmische Zusammenziehen (Kontraktion) der Gebärmuttermuskulatur.[26] Gestörte Bewegungen der Gebärmutter können zu Krämpfen führen und außerdem den Rückfluss von Menstruationsblut in die Bauchhöhle fördern.

Verwachsungen und Narben

Auch Verwachsungen und Narben, wie sie sich nach Operationen oder nach Entzündungen bilden, können auf Nerven drücken und auf diese Weise Schmerzreize auslösen. Oder sie schränken die Beweglichkeit der Organe ein, was zu Schmerzen beim Geschlechtsverkehr, beim Stuhlgang oder beim Wasserlassen führt. Aufgrund der eingeschränkten Beweglichkeit des Darmes kann es zur Verstopfung kommen, die wiederum mechanische Auswirkungen hat und Schmerzen auslösen kann.

Nerven aus dem Körperinneren, z. B. dem Bauchraum, melden über das Rückenmark an unser Gehirn, dass eine Verletzung oder Fehlfunktion im betroffenen Bereich vorliegt. Unser Körper verfügt aufgrund dieser Rückmeldungen an das Gehirn über ein optimal funktionierendes Warnsystem.

Im Bauchraum werden die Nerven durch chemische oder mechanische Einwirkungen gereizt. Eine Blutansammlung in den Endometrioseherden kann Schmerzen auslösen, indem Sensoren gereizt werden. Diese reagieren beispielsweise auf Dehnungen oder Druck, was besonders in den Blutungsphasen der Fall ist.

Zu Beginn der Erkrankung sind diese Abläufe für das Gehirn neu. Über die Nervenbahnen aus dem Inneren des Bauchraumes wird das Gehirn informiert, dass ein Endometrioseherd auf den Darm drückt. Die Nerven melden die Gefahr, nicht den Schmerz. Die Schmerzen werden erst wahrgenommen, wenn das Gehirn entscheidet, dass am Darm die Gefahr einer Gewebeschädigung oder Fehlfunktion besteht.

Bei an Endometriose erkrankten Frauen, die nicht unter Schmerzen leiden, analysiert das Gehirn, dass keine akute und potenzielle Gefahr für eine Gewebeschädigung besteht. Daher erzeugt es keinen Schmerz.

Es sind zwar viele Faktoren, die die Schmerzwahrnehmung beeinflussen können, aber es entscheidet allein unser Gehirn, ob wir Schmerzen wahrnehmen oder nicht.

Die Schmerzverarbeitung wird aber nicht nur durch unsere Umwelt, wie beispielsweise den aufmerksamen Partner, sondern auch durch unsere Denkmuster beeinflusst. So kann unsere eigene Erklärung für die Ursache des Schmerzes einen Einfluss auf die Schmerzempfindung haben. Wenn Endometriosepatientinnen bei Schmerzen während des Eisprungs eine Verwachsung des Eierstocks befürchten, führt dies zu einem unangenehmeren Schmerzerleben, als wenn der Schmerz auf Verdauungsprobleme zurückgeführt wird, wie z. B. bei einer Verstopfung durch schweres Essen, die mit der Endometriose nichts zu tun haben.

Phänomen Phantomschmerz

Ein besonderes Schmerzphänomen ist der Phantomschmerz. In unserem Gehirn gibt es eine Abbildung unseres Körpers, quasi eine sensorische Landkarte, auf der die verschiedenen Körperbereiche dargestellt sind. Diese Karte wird auch Homunkulus genannt. Besonders empfindliche und sensorisch sehr aktive Körperteile, wie beispielsweise Finger, Lippen, Zunge und Geschlechtsteile, werden größer repräsentiert, und entsprechend mehr Neurone als bei unempfindlicheren Bereichen sind für diese Bereiche zuständig. Über den Homunkulus erhält unser Gehirn Informationen, wo sich unser Körper gerade befindet. Sicherlich haben Sie schon im Dunkeln Dinge gefunden, nach denen Sie getastet haben. Dies gelingt, weil unser Gehirn durch die sensorische Landkarte über die Positionen unserer Glieder ständig informiert ist, wie Butler und Morseley erkannten.

Beim Phantomschmerz ist auf der sensorischen Landkarte der kleine Finger noch vorhanden, auch wenn es ihn an der eigentlichen Hand nicht mehr gibt. Auf die Frage, inwieweit die Schmerzerfahrung vom zentralen Nervensystem beeinflusst wird, ergaben umfangreiche Untersuchungen im Rahmen von Studien, die die US-amerikanischen Wissenschaftlerinnen Pamela Stratton und Karen J. Berkley im Jahre 2010 durchführten, dass Endometrioseläsionen eine eigene Nervenversorgung entwickeln. Die Verbindungen zum zentralen Nervensystem veranlassen die dynamischen und hormonempfindlichen Nerven über einen Mechanismus dazu, vielfältige und individuell unterschiedliche Schmerzen zu erzeugen, die unabhängig von der Endometriose sind.

Die Schmerzen können sich also bei Endometriosepatientinnen verselbstständigen und eine eigene Schmerzerkrankung, die als chronischer Unterbauchschmerz bezeichnet wird, herausbilden.

Eine meiner Hypothesen lautet, dass das von Nerven durchzogene Endometriosegewebe durch die ständigen Schmerzen im Verlauf der Erkrankung ausgeprägter auf dem Homunkulus repräsentiert wird, und ich frage mich, ob es bei der Entfernung dieser Gewebebereiche dann auch zu Phantomschmerzen kommen kann. Bei Violinisten, die ihre Finger intensiv nutzen, zeigte sich, dass deren Finger im Vergleich zu nicht Geige spielenden Menschen viel stärker auf dem Homunkulus repräsentiert sind.

Schmerzdämpfende körpereigene Reaktionen

Ein weiteres Phänomen des Schmerzes sind körpereigene Reaktionen, die schmerzdämpfende Wirkung haben. Die sensorischen Nervenfasern leiten die Information »Gefahr« zum Rückenmark und werden dort mit anderen Neuronen verschaltet, die die Information zum Gehirn weiterleiten. Im Gehirn gehen aber zu diesem Zeitpunkt gleichzeitig viele weitere Informationen ein, die das Gehirn verarbeiten muss. Bei einer Schmerzerfahrung werden gleichzeitig viele Teile des Gehirns aktiviert, u. a. die Bereiche, die für Bewegung, sensorische Wahrnehmung, Sensibilität, Emotionen, Konzentration, Gedanken und Erinnerungen zuständig sind. Die Schmerzreize nutzen diese Gehirnareale, um sich im Körper zu präsentieren. Bei chronischen Schmerzen lässt sich die Schmerzerfahrung dauerhaft in diesen Bereichen nieder.

Bei jeder Schmerzerfahrung werden alle Bereiche aktiviert und ergeben eine Art Schmerzgedächtnis, das aus einem bestimmten

Muster der aktivierten Bereiche besteht. Dabei wird auch die sensorische Landkarte, der Homunkulus, aktiviert.

Bei Endometriosepatientinnen, die unter regelmäßigen Schmerzen leiden, verändert sich aufgrund der ständigen Schmerzwahrnehmung die Schmerzempfindung. Dabei spielen unterschiedliche Vorgänge eine Rolle. So kann in den Bereichen, in denen es zuletzt zu Entzündungen bzw. Verletzungen gekommen ist, die Empfindlichkeit (Sensitivierung) zunehmen. Dabei können sensorische Fasern, z. B. aus dem Bauchraum, überempfindlich reagieren und übererregt Botschaften an das Gehirn senden.

Normalerweise reagiert das Gehirn bei einer Schmerzerfahrung mit der Hemmung dieser übererregten Nervenfasern, indem es über ableitende Nervenfasern Endorphine (Opiate und Serotonin) ausschüttet. Bei chronischen Schmerzen kann diese Hemmung reduziert sein, aber es kann auch zu einer gesteigerten Empfindlichkeit von Nervenfasern im Gehirn kommen.

Prostaglandine und das Immunsystem spielen eine wichtige Rolle bei der Sensibilisierung, wie die Neuropsychologin Professor Dr. Herta Flor herausfand.[27] Sie betont ausdrücklich, dass Schmerz zu Gedächtnisspuren auf allen Ebenen des schmerzleitenden Systems führt, weshalb auch ohne Reizung einer sensorischen Faser Schmerz auftreten kann.

Wenn unser Körper in Gefahr ist, aktiviert das Gehirn viele körpereigene Systeme, um dem Organismus zu helfen. Diese Systeme, z. B. unser Muskelsystem, sind ständig aktiv. Das macht es uns möglich, vor einer Gefahr davonzulaufen oder uns zu verteidigen. Genauso werden Systeme aktiviert, die die Schweißbildung oder die Blutzirkulation regulieren. Auch das Immun- und das Hormonsystem arbeiten ständig. Diese Systeme werden benötigt, um beispielsweise eine Bewegung auszuführen, eine Stressreaktion zu erzeugen oder einen Schmerz zu präsentieren. Bei Schmerzen werden die Systeme kurzfristig stark aktiviert und müssen Hochleistungen vollbringen.

Halten die Schmerzen aber über eine längere Zeit an oder treten wiederholt auf, kann die erhöhte Aktivität in diesen Systemen problematische Auswirkungen haben.

Die Heilung des Darms folgt ähnlichen Vorgängen wie die Heilung der Haut und des Muskelgewebes und ist jeweils von der Blutversorgung und den Gewebeanforderungen abhängig. Es kommt zuerst zu einer akuten (!) Entzündung am Gewebe. Anfangs ist das positiv, da so Immun- und Reparaturzellen des Körpers an der Verletzung angelagert werden. Es bildet sich Narbengewebe, das an den Originalzustand angepasst wird.

Entzündungen sind eine einfache Verteidigungsform des Körpers. Die damit verbundenen Schmerzen dienen der Schonung und Ruhe, die Rötung der Warnung, und die Schwellung markiert die Bereiche, in denen Heilungsprozesse aktiv sind.

Schmerzen können auch durch Säuren in den Geweben entstehen. Wenn Sie zu lange sitzen, aktivieren die Säuren in den Muskeln und umliegenden Geweben die Sensoren, die Meldungen an das Rückenmark und vielleicht bis in das Gehirn senden. Ihr Gehirn könnte eine Schmerzerfahrung produzieren, wenn es den Eindruck hat, dass ihre Muskeln in Gefahr sind. Sobald Sie sich recken und strecken und so die Durchblutung anregen, fühlen Sie sich besser.

Verletzung von Nerven bei Endometriose

Neben den möglichen Schmerzen der Haut, der Bandscheiben, der Knochen und der Gelenke sowie Beschwerden in oder an den Muskeln spielen für Endometriosepatientinnen insbesondere die Schmerzen eine Rolle, die im Zusammenhang mit den Nerven stehen. Die Nerven stellen den Kontakt zwischen Außenwelt und Rückenmark bzw. Gehirn her. Sie sind ein wichtiger Teil der Informationsverarbeitung unseres Körpers. Kleinste Nervenverletzungen durch Quetschung oder Überdehnung können sehr schmerzhaft sein. Auch Nerven, die in ihrer Beweglichkeit eingeschränkt werden, können Schmerzen auslösen. Genauso wie Nerven, die sich mit dem Alter verändern, dünner oder durch Reibung im Handgelenk dicker werden. Nervenfasern besitzen eigene Gefahrensensoren, die selbstständig Gefahrenbotschaften erzeugen und so Schmerz entstehen lassen können. Wichtig ist zu beachten, dass diese Gefahrensensoren nicht nur durch mechanische Reizung, sondern beispielsweise auch durch Stoffe aktiviert werden können, die bei einer Stressreaktion freigesetzt werden.

Kurz: Stress kann Nerven veranlassen, Gefahrenbotschaften zu senden, auf die unser Gehirn mit Schmerz antwortet. Ebenso erzeugt Schmerz Stress und führt so wiederum zu einer Aktivierung der Nerven. Ein Teufelskreis kann entstehen.

Unser Gehirn kann auch seine Verteidigungsfront verstärken, indem es bei Nervenverletzungen für eine gesteigerte Nervenempfindlichkeit sorgt. So können Schlafstörungen, Stress und Infekte die Gefahrenmeldung aktivieren und damit Schmerz auslösen.

Ein weiteres Problem entsteht, wenn Nerven Fehlermeldungen produzieren. Nerven können bei Störungen in alle Richtungen Reize weiterleiten: zum Rückenmark oder zum Gehirn, aber auch zu den Geweben. Die zu den Geweben geleiteten Impulse lösen normalerweise Heilungsprozesse aus, indem sie das Ausschütten bestimmter Stoffe veranlassen. In gesundem Gewebe können die durch fehlgeleitete Impulse ausgeschütteten Stoffe aber Schaden anrichten und so Schmerzen verursachen.

Risikofaktoren für die Entstehung chronischer Schmerzen

- Mangelnde Bewegung und Fehlhaltungen, die zu einer schwachen, verkürzten oder disharmonischen Muskulatur (auch an Bauch und Beckenboden) führen. Ausreichende sportliche Betätigung, die Freude und Spaß bereitet, baut zusätzlich Stress ab. Bewegen, aber nicht belasten, lautet das Motto.
- Schmerzbezogene Denkmuster durch Überbewerten der Schmerzerfahrung. Am Anfang steht das Katastrophisieren, dann mit zunehmender Chronifizierung stellen sich Hilf- und Hoffnungslosigkeit und Angst-Vermeidungs-Denkmuster ein, oder es findet ein Bagatellisieren statt.
- Verhaltensbezogene Schmerzbewältigung durch passives Vermeidungs-/Krankheitsverhalten: Die körperliche Aktivität wird verringert, körperliche Beschwerden werden geäußert, und es kommt zu passiven Bewältigungsanstrengungen (Schlafen, Schonung/Ruhe, Massage, Lesen, Fernsehen) sowie zum Einsatz von Medikamenten und Behandlungen.

Kurzfristig kann sich dieses Verhalten positiv auswirken.

Sogenanntes Schmerzverhalten wird durch die Reaktion des sozialen Umfeldes wie Aufmerksamkeit, Zuwendung und Entlastung von unangenehmen Tätigkeiten verstärkt. Auf lange Sicht wirkt dieses Schmerzverhalten aber kontraproduktiv, da die Schonung und Inaktivität zu sozialem Rückzug bzw. zum Vermeiden sozialer Aktivitäten bis hin zu depressiven Symptomen führt, die Ausschüttung von Endorphinen (körpereigener Schmerzmittel) reduziert, wodurch die Schmerzempfindung steigt, und zur Muskelschwächung über den Muskelabbau bis hin zur Beeinträchtigung der Koordination von Bewegungen und zur körperlichen Erschöpfung führt.

Alle Faktoren zusammen verschlimmern schließlich die Schmerzen. Mangelnde Entspannungsmöglichkeiten und andauernder Stress durch Unzufriedenheit am Arbeitsplatz/Mobbing und zwischenmenschliche Konflikte im privaten wie im beruflichen Bereich können die Muskelaktivität verstärken und damit chronische Muskelverspannungen verursachen. Emotionale Stimmungen und psychische Beeinträchtigungen, wie Ängste und Depressionen, führen zu Passivität, Rückzug und erhöhter Muskelspannung.

Gedankenbezogene (kognitive) und verhaltensbezogene Faktoren können eine wichtige Rolle bei der Chronifizierung spielen. Ein wesentlicher Aspekt ist dabei das Angst- oder Vermeidungsverhalten. Schmerzen erzeugen als normale Reaktion bei jedem von uns Angst. Doch Angst führt zur Ruhigstellung und Schonung entweder des ganzen Körpers oder des betroffenen Körperteils. Durch die verringerte Aktivität reduziert sich die Angst. Bei Betroffenen kann die Überzeugung entstehen, Schonung und Inaktivität reduzieren die Angst, fördern Wohlbefinden und verhindern Schmerz.

Demgegenüber stehen Tendenzen, die zur Überforderung führen können. Dabei handelt es sich um einen ausgeprägten Perfektionismus in Verbindung mit Durchhaltestrategien, die darauf abzielen, trotz starker Schmerzen allen oder möglichst vielen Verpflichtungen nachzukommen. Dieses Verhalten wird durch die mangelnde Bereitschaft oder Unfähigkeit, sich Pausen zu gönnen, gefördert. Hierbei spielt das Bewirken einer positiven Stimmung eine wichtige Rolle, die der Betroffene häufig in Abhängigkeit von den erledigten Aufgaben wahrnimmt und die ihm oft wichtiger ist als die Schmerzstärke. Dabei kommt es zu einer Überaktivität bzw. zu einer Verspannung der Muskulatur.

Ein weiterer Risikofaktor ist das nonverbale Äußern von Schmerzen gegenüber engen Bezugspersonen. Menschen, die Schwierigkeiten haben oder nicht bereit sind, andere direkt um Unterstützung zu bitten, und stattdessen über den mimischen, gestischen oder paraverbalen Schmerzausdruck (z. B. durch Stöhnen) Unterstützung erwirken, haben ein größeres Risiko, chronische Schmerzen zu entwickeln. Denn da die Bezugspersonen meist auf die non- oder paraverbalen Schmerzsignale mit Zuwendung und Aufmerksamkeit, Trost und Hilfs- oder Entlastungsangeboten reagieren, wird das Schmerzverhalten positiv bestärkt und kann so zu einer häufigeren Auftretenswahrscheinlichkeit führen (operante Konditionierung).

Neben den Risikofaktoren, die auf der Seite der Patienten zu betrachten sind, spielen auch Faktoren im Rahmen der Behandlungsverläufe bei der Chronifizierung eine wichtige Rolle.

Bei der Überdiagnostik durch die Medizin kommt es innerhalb eines kurzen Zeitraumes zu vielen unterschiedlichen Untersuchungen, z. B. über bildgebende Verfahren. In der Endometriosebehandlung liegt häufiger eine langwierige oder mangelnde Diagnostik vor, sodass dieser Faktor für die Schmerzchronifizierung bei Endometriosepatientinnen eher als nachrangig zu betrachten ist.

Dagegen sind Informationsmängel vonseiten der Behandler, Fehler bei der Medikation und Vernachlässigung psychosozialer Faktoren[28], die ebenfalls die Chronifizierung fördern, durchaus ein Thema in der Endometriosebehandlung.

Wie kann ich mir selbst helfen?

Gott gebe mir die Gelassenheit,
Dinge hinzunehmen, die ich nicht ändern kann,
den Mut, Dinge zu ändern, die ich ändern kann,
und die Weisheit,
das eine vom anderen zu unterscheiden.
Reinhold Niebuhr, Theologe

Schmerzbewältigungs-Strategien

Der Notfallkoffer

Es gab endometriosebedingte Schmerzphasen, die so stark waren, dass ich nur noch ein Schmerzmittel einnehmen konnte. Auf einer Skala zwischen 0 (für nicht vorhanden) und 10 (für unerträgliche Schmerzen) lag ich gefühlt bei 8 oder 9. Wenn ich Frühwarnsignale als solche erkannte, dann probierte ich nicht-medikamentöse Schmerzbewältigungs-Strategien aus. Ich bin davon überzeugt, dass auch Sie durch eine weizenfreie Ernährung Ihre endometriosebedingten Schmerzen reduzieren können – bis hin zur Schmerzfreiheit. Dennoch hat die Endometriose Ihr Schmerzerleben verändert, sodass Sie z. B. Kopf- oder Rückenschmerzen unangenehmer empfinden können, als Sie es vor der Endometrioseerkrankung taten.

Neben den bereits erwähnten Schmerzmitteln kann es hilfreich sein, sich eine Art Notfallkoffer anzulegen, z. B. einen kleinen Karton, der Gegenstände und/oder Ideen zur Schmerzbewältigung enthält.

Welche Techniken oder Strategien nutzten Sie bisher, um mit den Schmerzen besser umgehen zu können? Sammeln Sie schriftlich Ideen, die Ihnen helfen, Schmerzen zu lindern. Die Ideen sollten sich nach kurzfristig und langfristig wirkenden Methoden unterscheiden.

Auf den nächsten Seiten finden Sie Anregungen, die zum Teil von den Teilnehmerinnen der Endometriose-Selbsthilfegruppe Wiesbaden zusammengetragen wurden und die auch in der Therapie von Patienten mit chronischen Rückenschmerzen relevant sind.

- Wärme: heiße Dusche, Badewanne, Rotlicht, Wärmflasche, Körnerkissen, Heizdecke, Sauna.

- Ruhe: Entspannungsübungen, nur hinlegen und nichts tun, lesen, Musik hören, sich Pausen gönnen und sie einhalten.
- Bewegung: Bauchtanzübungen, tanzen allgemein, Luna-Yoga, Pezziball-Übungen (sanft auf und ab federn), langes Sitzen oder Stehen regelmäßig unterbrechen.
- Geselligkeit: Menschen treffen, die gut tun; telefonieren, um Unterstützung bitten, Lachen und Fröhlichkeit fördern, Lachyoga/Lachclubs.
- Hobbys: malen, musizieren, basteln, Gesellschaftsspiele, lesen, vorlesen, Enkelkinder, Tiere.
- Selbstfürsorge: sich bei Überforderung abgrenzen; wenn man »Nein« denkt, auch »Nein« sagen üben. Ein halbherziges Ja ist ein Nein zu sich selbst! Aktive Auseinandersetzung mit Anforderungen, Konflikten und Problemen. Mehr an sich selbst denken. Grenzen erkennen und akzeptieren, nicht über die eigenen Kräfte hinausgehen, mit den eigenen Energien besser haushalten lernen.
- Natur: spazieren gehen, Tiere beobachten, Sonne und frische Luft genießen, wandern.
- Weitere Maßnahmen: Akupunktur, Osteopathie, Massage, Medikamente, TENS-Geräte.

Schmerzauslösende und schmerzverstärkende Faktoren

Es ist wichtig, die schmerzauslösenden und schmerzverstärkenden Faktoren zu kennen, um reduzierend auf sie einwirken zu können.

Folgende emotionale Faktoren und persönliche Einstellungen, die Druck und Stress erzeugen, wurden von Endometriosepatientinnen als Schmerzauslöser und -verstärker benannt:

- das Gefühl, sich beweisen zu müssen, Leistung erbringen zu müssen, viele Termine und Verpflichtungen/wenig Freiräume, Überforderung,
- Leere, Langeweile, zu viel Rücksichtnahme auf andere, Ärger, Streit, Konflikte, Missverständnisse/sich nicht verstanden fühlen,
- Trauer und Verluste (Heimat, Arbeitsplatz, Partner durch Scheidung, Todesfall etc.),
- Mobbing, Angst, Wut, Traurigkeit,
- Unangenehmes Wetter: Kälte, Dunkelheit, Nebel, Feuchtigkeit.

Das Salutogenese-Konzept

Wissen Sie, was Gesundheit bedeutet?

Wenn ich Patienten diese Frage stelle, höre ich oft »... nicht krank zu sein.« Tatsächlich gibt es die Definition: »Gesundheit ist die Abwesenheit von Krankheiten.« Die Weltgesundheitsorganisation (WHO) geht einen Schritt weiter. Sie beschreibt Gesundheit als Wohlbefinden im körperlichen, seelischen und sozialen Bereich. Hierbei wird ein positiver Gesundheitsbegriff geprägt. Gesundheit ist demnach mehr als nur die Abwesenheit von Krankheiten, sondern beinhaltet Leistungsfähigkeit, Handlungsmöglichkeiten sowie körperliches und psychisches Wohlbefinden.

Bei der erstgenannten Definition zielt die Gesunderhaltung auf den Abbau von Risikofaktoren ab. Bei der zweiten Definition geht es um den Aufbau von Schutzfaktoren, die Förderung gesunder Lebensweisen und -welten. Bereits Demokrit (460–370 v. Chr.) war folgender Ansicht: »Gesundheit erflehen die Menschen von den

Göttern. Dass es aber in ihrer Hand liegt, diese zu erhalten, daran denken sie nicht.«

Das Salutogenese-Konzept zur Entstehung von Gesundheit nach Antonovsky[29] stellt gesundheitsfördernde Prozesse und Einstellungen dar. Antonovsky hatte eine Erhebung an Frauen ausgewertet und dabei Erstaunliches festgestellt: In der Gruppe von Frauen, die sich 1939 im Alter zwischen 16 und 25 Jahren in einem nationalsozialistischen Konzentrationslager befunden hatten, konnten 29 Prozent der KZ-Überlebenden trotz der erlittenen Torturen als körperlich und psychisch gesund beurteilt werden. Antonovsky beschäftigte sich mit der Frage, welche Eigenschaften und Fertigkeiten (Schutzfaktoren) diesen Frauen geholfen hatten, unter diesen extrem krankmachenden Faktoren (Risikofaktoren) ihre Gesundheit zu erhalten. Heute wissen wir, dass eine gesunde Lebensweise nicht nur auf das Meiden von Risikofaktoren beschränkt werden sollte. Es gibt Schutzfaktoren, die unsere Gesundheit erhalten und so Risikofaktoren abschwächen.

Faktoren, die Ihre Gesundheit schützen

Was, glauben Sie, schützt Ihre Gesundheit und fördert Ihr Wohlbefinden? Was tun Sie persönlich, um Ihre Gesundheit zu erhalten oder zu verbessern?

Nehmen Sie sich einen Moment Zeit und denken Sie darüber nach, welche Faktoren in Ihrem Lebensstil Ihre Gesundheit schützen. Fragen Sie sich, welche angenehmen Dinge oder Vergnügungen es in Ihrem Leben gibt. Gibt es da einen Blick aus dem Fenster am Morgen, schöne Musik, Genuss, Reisen und Freundlichkeit? Welche Hobbys haben Sie? Wie stark ist Ihr Selbstvertrauen, Ihre Gesundheit beeinflussen zu können?

Rufen Sie sich Erlebnisse in Erinnerung, bei denen ein Zusammenhang zwischen Ihrem Befinden und Ihrem Zutun deutlich wird. Wie war das mit dem übertriebenen Sportprogramm und dem Muskelkater danach? Oder der Spaziergang im Sonnenschein? Welche Wirkung hatte er auf Ihr Befinden?

Gesunde Ernährung stellt einen wichtigen Schutzfaktor dar, der im Kapitel *Welchen Einfluss hat unsere Ernährung?* ausführlich beschrieben wird. Weitere Schutzfaktoren sind:

Schlaf

Was heißt *gesunder* Schlaf? Menschen haben ein unterschiedliches Schlafbedürfnis, manche schlafen vier, andere zehn Stunden. Die durchschnittliche Schlafzeit liegt zwischen sechs und acht Stunden. Es ist normal, nachts drei bis vier Mal aufzuwachen. Schlaf sollte nicht erzwungen werden. Der Gedanke »Ich MUSS jetzt schlafen!« aktiviert uns, und wir werden noch wacher oder unruhiger. Die Einstellung, dass sich der Körper den Schlaf holt, den er zum Überleben benötigt, zu akzeptieren und dieser Überzeugung zu vertrauen, kann entspannen und den Schlaf fördern. Kritisch ist der dauerhafte Einsatz von Schlafmitteln und Alkohol.

Entspannungsfähigkeit

Die Fähigkeit, sich zu entspannen, ist ein wichtiger Schutzfaktor. Techniken, sich leichter zu entspannen, kann jeder lernen. Es gibt die Progressive Muskelentspannung, das Autogene Training, Tai Chi, Qi Gong, Meditation, Yoga, Körper- und Fantasiereisen, meditatives Atmen.

Durch regelmäßiges Entspannen verhelfen Sie Ihrem Körper zur Regeneration, und mit der Zeit kommen Sie immer schneller in einen entspannten Zustand. Eine einfache Entspannungstechnik besteht darin, sich im Sitzen oder Liegen, notfalls auch im Stehen, auf den eigenen Atem zu konzentrieren. Dabei sollte die ganze Aufmerksamkeit auf die Atmung gerichtet sein. Wenn es Ihnen angenehm ist, schließen Sie die Augen oder fixieren Sie einen Punkt im Raum und legen Sie Ihre Hände auf Ihren Bauch. Begleiten Sie den Atem – von der Nase oder dem Mund durch den Brustkorb bis hinunter in den Bauch. Dann beobachten Sie, wie der verbrauchte Atem den Körper wieder verlässt.

Wenn Sie drei bis vier Mal durchgeatmet haben, achten Sie auf die Bewegungen in Ihrem Körper, die durch das Atmen verursacht werden. Spüren Sie in Ihre Schultern, Arme und Hände hinein, nehmen Sie wahr, wie sich die Bauchdecke und der Brustkorb heben und senken. Vielleicht spüren Sie auch, dass Ihr Körper sich fast wie von selbst bei jedem Ausatmen mehr entspannt.

Hobby

Haben Sie ein spannendes, Ihnen wohltuendes Hobby? Es muss nicht ausgefallen sein, es sollte nur gefallen. Und Sie sollten sich regelmäßig im Alltag dafür Zeit nehmen. Wenn Ihr einziges Hobby das Reisen ist, Sie aber nur einmal im Jahr dazu kommen, dann ist das als wirksamer Schutzfaktor untauglich. Suchen Sie sich in diesem Fall noch ein weiteres Hobby, das Sie besser in Ihren Alltag integrieren können, notfalls nur für zehn oder 15 Minuten täglich.

Genussfähigkeit

Genuss bedeutet, die Aufmerksamkeit auf die aktuelle Situation oder Tätigkeit zu richten und sie mit allen oder möglichst vielen Sinnen wahrzunehmen. Das geht auch beim Tomatenschneiden, Bügeln oder Erbsenpulen. Probieren Sie es. Weniger ist dabei mehr.

Was brauchen Sie dazu? Für Genuss benötigen Sie einen Moment Zeit für etwas, das gut tut oder ist, und Ihre Erlaubnis, es genießen zu dürfen. Genuss geht nicht nebenbei, sondern erfordert Ihre volle Aufmerksamkeit. Ohne Erfahrung kein Genuss. Ein gutes Genusstraining ist der Kaffee oder Tee. Haben Sie ihn schon einmal mit allen Sinnen wahrgenommen? Den Geruch, die Farbe, die Wärme, das Gefühl der

Tasse in der Hand oder an den Lippen, das Gefühl auf den Lippen, der Zunge? Und Genuss sollte täglich sein.

Sonne & frische Luft

Lassen Sie regelmäßig Luft in Ihr Büro oder wo auch immer Sie sich lange aufhalten? Nutzen Sie die Sonne und ihre wärmenden Strahlen? Wenn Sie müde und erschöpft sind, atmen Sie mehrmals frische Luft ein. Nutzen Sie Ihre Pausen am Arbeitsplatz und gehen Sie zumindest kurz an die Luft. Oder gönnen Sie sich nach Feierabend frische Luft, am besten durch eine Ausdauersportart. Frische Luft ist quasi umsonst – zumindest da, wo wir sie noch vorfinden. Sonne und frische Luft sind wichtige Schutzfaktoren. Nutzen Sie sie.

Bewegung

Bewegung ist das Gegenteil von Schonung und Inaktivität. Durch Bewegung werden Endorphine, körpereigene Schmerzmittel, ausgeschüttet. So sind wir weniger schmerzempfindlich. Durch Bewegung haben wir soziale Kontakte, was wiederum depressive Symptome reduzieren kann. Und durch Bewegung wird unsere Muskulatur gefordert und aufgebaut, was unsere Koordination und Leistungsfähigkeit fördert.

Bewegung verbessert die Beweglichkeit der Gelenke, den Zustand der Weichteile, die Atmung und die Funktionsweise des Kreislaufsystems. Außerdem ist sie Nahrung für das Gehirn. Nervenverbindungen können durch Bewegung neu aktiviert werden.

Gefühlen Raum geben

Wie gehen Sie mit Kummer, Trauer, Angst oder Ärger um? Setzen Sie sich mit Ihren Gefühlen auseinander, drücken Sie sie aus oder weg? Kummer und Sorgen richten in uns Schaden an, wenn wir sie nicht zum Ausdruck bringen. Leid oder Angst zu teilen, kann Trost spenden.

Geselligkeit und Gespräche

Soziale Kontakte steigern die Lebenserwartung. Familiäre Geborgenheit und soziale Unterstützung sind ein wertvoller Schutzfaktor. Die meisten Schutzfaktoren greifen nur im Zusammenhang mit sozialen Kontakten. Miteinander reden, miteinander lachen oder aber auch traurig sein verbindet. Gute Gespräche basieren auf Vertrauen und Wertschätzung und sollten ein ausgewogenes Verhältnis von Reden und Zuhören sein.

Wenn wir mit anderen netten Menschen im Kontakt sind, bekommen wir Anerkennung und Wertschätzung, die wichtig für unser Selbstwertgefühl sind. Suchen Sie sich Menschen, in deren Gesellschaft Sie sich wohlfühlen.

Zu viel Geselligkeit kann aber auch belastend wirken, wenn kein Raum mehr für den Rückzug bleibt, wenn die Zeit fehlt, um nach innen zu horchen, um sich auf sich selbst und die eigenen Bedürfnisse zu konzentrieren. Finden Sie Ihre eigene Balance zwischen Alleinsein und Geselligkeit, zwischen Aktivität und Rückzug heraus.

Freude, Lachen & Humor

»Lachen ist die beste Medizin!« Nutzen Sie diese Medizin regelmäßig. Haben Sie den Eindruck, zu wenig zu lachen? Dann bringen Sie häufiger lustige Erlebnisse in Ihren Alltag. Ich habe mir z. B. angewöhnt, beim Fernsehen die Komödien den Krimis vorzuziehen, zwischen trockenen Fachbüchern auch lustige Bücher zu lesen, und ich bin begeisterte Lachyogi geworden. Lachyogis treffen sich, um gemeinsam ohne Grund zu lachen. Unser Körper reagiert auf willentlich erzeugtes Lachen genauso wie auf echtes Lachen.

Positive Sichtweisen

Wir neigen oft dazu, Negatives in unserem Alltag überzubewerten und Positivem zu wenig Beachtung zu schenken. Wenn Sie das Glas als halbleer anstatt als halbvoll betrachten, üben Sie, das wertzuschätzen, was gut in Ihrem Leben läuft.

Selbstwirksamkeit

Menschen, die überzeugt sind, selbst etwas bewirken zu können, besitzen damit einen wichtigen Schutzfaktor. Probleme werden so zu Herausforderungen. Denken Sie über Ihre grundsätzliche Einstellung zu Krankheiten im Allgemeinen und zur Endometriose im Besonderen nach. Sind Sie krank, weil Sie Pech hatten, oder gesund, weil sie Glück gehabt haben? Bestimmt das Schicksal Ihr Befinden?

Krankheits-Sinn

Manche Patienten haben mir nach einem Bandscheibenvorfall oder Herzinfarkt gesagt, dass dieser »Schuss vor den Bug« nötig war, um endlich etwas in ihrem Leben zu verändern, z. B. mehr an sich selbst zu denken und es nicht immer nur allen recht machen zu wollen. Krankheit oder Schmerz können als eine Aufforderung des Körpers gesehen werden, etwas zu verändern.

Ein gesundheitsfördernder Umgang mit Stress

Die Zeit, die ich mir nicht für meine Gesundheit nehme,
nimmt sich die Krankheit.
Qi-Gong-Weisheit

Für viele von uns fühlt sich Stress gut an. Wir bringen gern Leistung, mögen es, wenn die Spannung steigt und es vielleicht gar nicht so sicher ist, dass wir das bewältigen, was von uns gefordert wird oder was wir uns selbst vorgenommen haben. Unsere Leistung ist bei einem mittleren Stressniveau am besten. Empfinden wir zu wenig Stress, ist sie eher schlecht – wir bekommen nichts auf die Reihe, haben wenig Antrieb oder benötigen sehr viel mehr Zeit. Empfinden wir zu viel Stress, ist unsere Leistung auch schlecht – weil wir Fehler machen oder uns nicht mehr konzentrieren können.

Der Begriff Stress bedeutet Anspannung, und dabei handelt es sich um einen neutralen Begriff, der ursprünglich aus der Physik kommt. Stress bedeutet im eigentlichen Sinne nichts Negatives. Der Druck bei der Verarbeitung von Metall wird als Stress bezeichnet. Hans Selye, ein Arzt und Biochemiker, führte in den 40er-Jahren des 20. Jahrhunderts den Stressbegriff in die Medizin ein.[30] Er bezeichnete damit die Auswirkung von Belastungen auf Lebewesen.

Spannung kann auf den Menschen positive und negative Auswirkungen haben. Von negativem Stress ist die Rede, wenn die Anforderungen, die an einen gestellt werden oder die man sich selbst stellt, zu hoch sind. Diese hohen Anforderungen können wir nicht oder nur durch massive Anstrengung und Überforderung erfüllen. Hält eine solche Überforderung an, belastet sie auf Dauer Körper und Psyche.

Bei positivem Stress fühlen wir uns dagegen angemessen leistungsfähig und den Anforderungen gewachsen. Sie werden zu Herausforderungen.

Wann Stress krank machen kann

Viele Zivilisationskrankheiten werden heute im Zusammenhang mit negativem Stress betrachtet. Hierzu zählen vor allem Herz-Kreislauf-Erkrankungen, Magen-Darm-Krankheiten sowie chronische Schmerzen, hier besonders der Rückenschmerz. Aber auch die Endometriose kann chronische Schmerzen verursachen. Beurteilen Sie selbst, welchen Stellenwert der negative Stress in Ihrem Alltag einnimmt.

Ein erster Schritt, negativen Stress zu reduzieren oder zu vermeiden, ist die Unterscheidung nach »hausgemachtem Stress«, den wir selbst verursachen, und »von außen verursachtem Stress«. Sind es die eigenen Ansprüche, mit denen wir uns unter Druck setzen, oder wirken Erwartungen und Anforderungen von außen auf uns ein? Neigen Sie z. B. dazu, kurz bevor Sie das Haus verlassen wollen, hausgemachten Stress zu verursachen, indem Sie »noch schnell« eine Aufgabe anfangen, für die die Zeit nicht reichen wird?

Um eigene Stressfaktoren besser zu erkennen, denken Sie kurz darüber nach, was bei Ihnen Stress auslöst. Die alte Dame im Supermarkt an der Kasse, die jeden Cent einzeln aus der Geldbörse heraussucht, obwohl die Schlange endlos lang erscheint?

In meinen Vorträgen erhalte ich da geteilte Rückmeldungen. Manche haben für ältere Damen Verständnis, besonders wenn sie dicke Brillengläser tragen. Andere teilen dann mit, dass sie notfalls einen Euro nach vorne werfen und kurz davor sind, laut zu werden.

Stressauslösende Faktoren gibt es viele. Das können Mitmenschen sein, ob im Straßenverkehr, im Supermarkt oder am Telefon. Hitze, Lärm und Gestank lösen bei manchen Menschen Stress aus. Auch schlechtes Wetter gilt als Stressor, genauso wie Zeitdruck, Arbeitsplatzverlust oder Schmerzen.

Worauf reagieren Sie gestresst?
Und woran merken Sie, dass Sie gestresst sind?
Wie sieht bei Ihnen eine Stressreaktion aus, welche Symptome nehmen Sie wahr?
Gibt es in Ihren Reaktionen Unterschiede zwischen kurzfristigen und lang andauernden Stresssituationen?
In welchen Bereichen reagieren Sie? Reagieren Sie emotional, gedanklich, körperlich oder in Ihrem Verhalten?
Welche Frühwarnsignale erkennen Sie?

Lassen Sie sich auch hier einen Moment Zeit, um sich mit Ihren persönlichen Stresssymptomen auseinanderzusetzen. Das kann Ihnen helfen, Stressreaktionen rechtzeitig zu erkennen und darauf zu reagieren.

Stressreaktionen treten auf vier verschiedenen Ebenen auf:

1) Körperlich kommt es u. a. zu Unruhe, Nervosität, Schweißbildung, erhöhtem Puls und Blutdruck, erhöhter Muskelspannung, heftiger Atmung, erhöhter Blutgerinnung, erhöhten Blutfett- und Blutzuckerwerten, verringerter Verdauung, verringerter Immunabwehr und verringerten Sexualfunktionen.

2) Auf der Verhaltens- oder Handlungsebene wird unser Stresslevel für andere deutlich durch Hektik, Unruhe, Weinerlichkeit, Gereiztheit, Aggressionen, Veränderungen in unserer Stimmlage, Launenhaftigkeit, veränderter Mimik und Gestik bis hin zum hochroten Kopf, mangelnder Organisiertheit, Fehlern, reduzierten Pausen oder dem Ausfall bzw. Fernbleiben von Mahlzeiten und/oder dem verstärkten Konsum von Alltagsdrogen (Kaffee, Alkohol, Zigaretten, Tabletten).

3) Auf der Gefühlsebene können wir Ängste, Aggressionen, Feindseligkeit, Schwäche, Selbstwertverlust, Enttäuschung und Traurigkeit wahrnehmen.

4) Auf der kognitiven Ebene reagieren wir mit negativen Gedanken wie »das geht schief«, »immer ich bin der Dumme«, »das schaff ich nie«, »jetzt ist alles vorbei«, »da muss ich alleine durch«, »ich muss, koste es, was es wolle«.

Auf Frühwarnsignale reagieren

Eine wichtige Stressbewältigung besteht darin, bereits auf stressbedingte Frühwarnsignale mit sofort greifenden Strategien zu reagieren. Je länger und massiver Stresssignale anhalten, desto länger dauert es, sie abzubauen.

Auf welche Frühwarnsignale möchten Sie in Zukunft reagieren, was möchten Sie ausprobieren, und woran würden Sie merken, dass es Ihnen hilft?

Die eigentliche Stressreaktion kannten bereits unsere Vorfahren in der Steinzeit. Wenn sie unerwartet einer Gefahr ausgesetzt waren, beispielsweise einem gefährlichen Tier begegneten, dann versetzten die vom Zentralnervensystem ausgeschütteten Stresshormone sie in die Lage, zu kämpfen oder die Flucht auf den nächsten Baum zu ergreifen. Unser Problem heute besteht darin, dass wir – anders als unsere Vorfahren – ständig gefährlichen, stressauslösenden »Tieren« in Form von Chefs, Kollegen oder Verkehrsteilnehmern begegnen. Aber wir können mit ihnen weder kämpfen, noch vor ihnen flüchten, obwohl die Energie dazu bereitsteht. Wir könnten kämpfen oder flüchten, aber wir unterdrücken unsere Reaktionen und halten die Energien im Zaum oder versuchen dies zumindest. Und das Tag für Tag. Manch einem unserer Mitmenschen sieht man solche Energien am hochroten Kopf oder dicken Hals förmlich an.

Wie reagiert ein Teekessel, wenn der Druck durch das kochende Wasser zu stark wird. Er pfeift und lässt dadurch (rechtzeitig!) Druck ab. Wie reagiert ein Dampfkochtopf, wenn der Druck zu stark wird und er sein Ventil nicht öffnen kann – ich hoffe, Sie standen noch nicht vor diesem Problem!? Sollte das Ventil defekt sein, um darüber rechtzeitig Druck abzulassen, explodiert er, genauso wie der Dampfkessel bei Überdruck.

Was tun Sie? Wie lassen Sie den Überdruck ab? Und bei welchem Maß an Überdruck geschieht dies: bei 20, 50 oder 90 Prozent?

Spannung und Druck im Alltag fühlen sich für viele Menschen gut an, zumindest in kurz andauernden Stressphasen. Wenn Stresshormone im Blut zirkulieren, fühlen wir uns leistungsfähig und ausdauernd. Und in unsere Köpfe passt viel hinein, viele Ideen und Ansprüche; manchmal finden sich darin auch zu viele. Dazu kommen noch eigene Erwartungen, Meinungen, Werte und Normen. Unsere Fantasien darüber, was noch alles in den Tag und den Abend oder sogar die Nacht passen könnte, kann unsere körperliche Leistungsfähigkeit überbeanspruchen. Neben den Anforderungen aus unserer Umwelt sind es auch unsere eigenen Ansprüche, mit denen wir uns häufig überfordern. Der Kopf treibt an, der Körper hat zu funktionieren. Wenn wir uns etwas in den Kopf gesetzt haben, hat der Körper zu folgen, auch wenn es bereits nach 23 Uhr ist und er schon Erschöpfung signalisiert. Die Wäsche wird noch aufgehängt.

Endometriose und die durch sie verursachten körperlichen Abläufe stellen einen massiven negativen Stressfaktor für unseren Körper und unsere Psyche dar. Dazu kommen privater und beruflicher Stress. Wie reagiert ein überforderter Körper, der Monat für Monat bereits durch Blutung und Schmerzen viel Energie verbrauchen muss? Meiner reagierte in der Vergangenheit mit Migräne, verspannter Muskulatur und Erschöpfung bis hin zu Blockaden in der Wirbelsäule.

Für mich selbst hat der bewusste Umgang mit Stress während der Ernährungsumstellung sehr zur Regeneration meines Körpers beigetragen. Denn genau wie falsche Ernährung unseren Organismus belasten kann, kann auch negativer Stress unseren Nährstoffhaushalt beeinflussen.

Folgende Stressbewältigungsstrategien können kurzfristig Erleichterung verschaffen, also in einer akuten Stresssituation helfen:

Mit einer spontanen Entspannungsphase, wie einer kurzen Atementspannung, gewinnen Sie in der Stressphase Abstand. Körper und Geist können sich regenerieren, und so sind Sie danach etwas leistungsfähiger als zuvor. Durch positive »Selbstgespräche« können Sie sich Mut zusprechen und negative Denkmuster durchbrechen. Beispielsweise durchbreche ich in Stressphasen den Gedanken »Oje, das wird knapp!« mit dem Satz »Alles wird gut, ich gebe mein Bestes«. Weitere stressmildernde Sätze sind: »Eins nach dem anderen«, »Ich muss nicht immer alles 100-prozentig erledigen«, »In der Ruhe liegt die Kraft«, »Aufregung schadet mir mehr, als sie mir nützt«, »Es gibt Schlimmeres«, »Nichts ist es wert, meine Gesundheit zu ruinieren«, »Ich habe schon so viel geschafft, das schaffe ich nun auch«, »Andere machen auch Fehler oder kommen auch mal zu spät«.

Zusätzlich kann es helfen, die eigene Wahrnehmung bewusst zu steuern. Wenn Sie sich z. B. an einem Fehler festbeißen, der Ihnen passiert ist und der Sie ärgert, werden Sie sich schlecht fühlen und sich auf das eigentlich Wichtige nicht konzentrieren können. Lenken Sie Ihre Aufmerksamkeit bewusst auf die Dinge, die momentan wichtig sind, oder auf das, was bisher schon auf dem Weg durch die Stressphase erledigt oder gemeistert wurde.

Sollte das Stressniveau allerdings zu hoch sein, werden möglicherweise diese einfachen Strategien nicht mehr greifen. Daher ist es wichtig, rechtzeitig auf Frühwarnsignale zu achten und gegenzusteuern.

Um ein sehr hohes Stressniveau zu senken, kann es hilfreich sein, sich in positiver(!) Form abzureagieren. Wenn Sie im Auto sitzen, könnten Sie laut schreien oder lachen. Auch wenn Sie Ihr Lachen künstlich erzeugen: Dem Gehirn ist es egal, es schüttet Endorphine, d. h. Glückshormone aus. Lachen ist die beste Medizin. Besuchen Sie einmal einen Lachyoga-Club. Durch das Lachen und die Bewegungen des Zwerchfells wird der Parasympathikus unseres autonomen Nervensystems aktiviert. Das ist der Nervenbereich, der u. a. für das

Immunsystem, die Beruhigung des Blutdrucks, die Verdauung und die Entspannung unserer Muskulatur zuständig ist.

Kann Sie jemand hören, reagieren Sie sich über Bewegung ab. Nehmen Sie sich, damit Sie geschäftig aussehen, eine Akte in die Hand und laufen Sie einmal durch Ihre Firma, laufen Sie Treppen rauf und runter oder schließen Sie sich notfalls in ihrem Büro ein und joggen Sie auf der Stelle. Durch Bewegung und Ausdauersportarten lassen sich die in Ihnen tobenden Stresshormone am schnellsten abbauen.

Langfristige Veränderungen zur Stressbewältigung

Regelmäßige Entspannung steigert die Stressresistenz. Ich versuche, mir regelmäßige Ruhe- und Entspannungsphasen zu gönnen. Zwei bis drei Minuten Ruhe helfen mir, mich zu erholen. Wenn dies während meiner Arbeit nicht geht, sollte es spätestens nach Feierabend möglich sein. Ich habe gelernt, Aufgaben zu delegieren oder andere um Unterstützung zu bitten. So entstehen Freiräume, die mir gehören. Ich versuche, mehr an mich zu denken, und sage auch mal »Nein«, wenn ich das Bedürfnis danach habe. Das musste ich erst lernen, und ich übe es in vielen Situationen immer wieder neu. Durch Endometriose habe ich gelernt, besser für mich zu sorgen. Die erste halbe Stunde nach Feierabend gehört meinen Hunden und mir zur Entspannung. Ich weiß, es ist je nach Ausmaß der privaten Verpflichtungen nicht immer leicht, Auszeiten durchzusetzen. Aber Sie werden sich danach leistungsfähiger fühlen, und davon profitiert letztendlich auch Ihre Familie.

Tun Sie sich in den gewonnenen Freiräumen etwas Gutes: Musik hören, faulenzen, Gymnastik, Badewanne, Yoga, Autogenes Training, Progressive Muskelentspannung nach Jacobson, Qi Gong, Bauchtanz, Sport – tun Sie das, wozu Sie Lust haben. So haben Ihr Körper und Ihre Psyche Zeit zur Regeneration. Bereits nach einer kurzen Auszeit von wenigen Minuten fühle ich mich fit und leistungsfähiger, und die Verpflichtungen, die noch vor mir liegen, gehen mir leichter von der Hand, als wenn ich abgespannt nach Hause komme und sofort durchstarte.

Als langfristige Strategie ist auch ein gutes Zeitmanagement sehr wichtig. Fragen Sie sich, ob all das, was Sie für den Tag geplant haben, tatsächlich in der verfügbaren Zeit machbar ist. Ich achte darauf, dass meine Ansprüche realisierbar sind, und in Bereichen, in denen ich zum Perfektionismus neige, versuche ich auch mal, alle Fünfe gerade sein zu lassen! Dabei sind unter Umständen berufliche und private Aufgaben voneinander zu unterscheiden. Im Berufsleben werden häufig Höchstleistungen von uns erwartet, und manche Arbeitnehmer wissen, dass sie ihren Arbeitsplatz riskieren, sollten sie ihre Leistungsbereitschaft herunterfahren. Aber auch am Arbeitsplatz sollten Überforderungssignale beachtet und nicht leichtfertig hingenommen werden. Es kann schon entlasten, auf eigene Anteile zu achten, beispielsweise wenn Sie immer wieder ohne einen Tausch die Arbeit für Kollegen übernehmen oder bei der Verteilung von Aufgaben bereitwillig sofort »Hier« rufen und nicht den Kollegen den Vortritt lassen. Wenn ein Nein am Arbeitsplatz negative Folgen haben kann, ist es umso wichtiger, im privaten Bereich, also in der Familie oder bei Freunden, »Nein« zu sagen, wenn das Bedürfnis nach Ruhe besteht, also privat mit den eigenen Energien wirtschaftlich umzugehen, um am Arbeitsplatz leistungsfähig zu sein.

Acht Tipps zum Zeitmanagement

1. Eine Liste der zu erledigenden Dinge erstellen.
2. Die Liste nach Wichtigkeit der einzelnen Punkte überarbeiten (nicht alles, was dringend erscheint, ist auch wichtig).

3. Die benötigte Zeit für die einzelnen Punkte überdenken.
4. Nötigenfalls einen Stundenplan oder Wochenplan erstellen.
5. Zeit für Unvorhergesehenes bzw. Pufferzeiten einplanen.
6. Pausen eintragen (lange Pausen werden häufiger verschoben als kurze).
7. Zeitdiebe (Telefon, Fernsehen, Büro der offenen Tür etc.) identifizieren und vermeiden.
8. Wochenfazit und Frage nach Verbesserungsmöglichkeiten: Was war gut an diesem Plan, wo und wie kann ich ihn besser an meine Bedürfnisse anpassen?

Eine weitere langfristige Strategie ist das Überprüfen eigener Einstellungen. Weg mit den übersteigerten Ansprüchen, alles perfekt erledigen zu wollen! Wir Frauen wollen perfekte Mütter sein, gleichzeitig noch die Karriereleiter hinaufklettern, den Haushalt toll dekoriert und sauber haben, sportlich, knackig-fit und frisch manikürt sein, eine gute Köchin, Gärtnerin und unserem Mann eine gute Partnerin sein; ach ja, und sollten wir noch Kraft und Ausdauer haben, wollen wir natürlich auch noch die perfekte Liebhaberin sein. Ich höre häufig von Patientinnen, dass dafür dann die Puste fehlt oder der Kopf zu voll ist. Kein Wunder, oder!?

Bügeln Sie noch Ihre gesamte Wäsche? Mit dieser Frage löse ich häufig kontroverse Diskussionen aus. Wie bereits im Kapitel *Schmerzgeschehen* erwähnt, ist das Durchhaltenwollen oder -müssen unter Schmerzen ein Risikofaktor, chronische Schmerzen zu entwickeln. Am Arbeitsplatz haben wir vielleicht nicht immer die Möglichkeit, bei Schmerzen unsere Leistungsfähigkeit zurückzuschrauben, aber in puncto Bügelwäsche sollten Sie Ihr eigener Chef sein, und der sollte nett und fürsorglich mit Ihnen umgehen. Nur Sie können es sich erlauben, Ihr vielleicht zu hohes Leistungsniveau im privaten Bereich an ein für Ihre Gesundheit richtig dosiertes Maß anzupassen. Sollte die ungebügelte Wäsche Sie stören – oder was auch immer Sie in

Zukunft nicht mehr tun werden –, setzen Sie sich mit der Frage auseinander, wieso es Ihnen wichtiger ist als Ihre Gesundheit.

Ich bin in folgenden Situationen aufmerksam: Immer wenn ich halbherzig etwas tue oder halbherzig »Ja« sage, ist das ein Nein an meine Gesundheit! Es hilft mir sehr, mich mit unterschiedlicher Betonung der einzelnen Wörter Folgendes zu fragen: »Muss ich das jetzt tun?«

MUSS ich das jetzt tun?
Muss ICH das jetzt tun?
Muss ich DAS jetzt tun?
Muss ich das JETZT tun?
Muss ich das (jetzt) TUN – oder kann ich es unterlassen? Bügle ich die Unterwäsche? Oder könnte ich es sein lassen?

Dabei bestärkt mich die folgende Information: Um beispielsweise das Hormon Adrenalin, das bei Stress ausgeschüttet wird, zu bilden, benötigt der Körper essenzielle Fettsäuren, Magnesium, Zink und B-Vitamine[31] (Shepperson Mills und Vernon). Die verpuffen bei Stress einfach so, dabei werden sie an anderer Stelle im Organismus dringend benötigt. Daher sollte Stress so gut es geht vermieden werden.

Wir Menschen sind Rudeltiere. Soziale Kontakte dienen langfristig auch der Stressbewältigung. Menschen, die durch Familie, Nachbarn, Freunde und Kollegen gut integriert sind, haben eine deutlich höhere Lebenserwartung. Pflegen Sie Kontakte zu Freunden, Bekannten und Verwandten, achten Sie dabei darauf, wer Ihnen gut tut und wer nicht. Nutzen Sie Angebote der Volkshochschulen, Sportvereine etc., um neue Menschen kennenzulernen.

Ein weiterer Faktor, um langfristig Stress abzubauen, sind Erlebnisse, die die Zufriedenheit fördern. Neben den alltäglichen Verpflichtungen sollte es auch zu alltäglichen Highlights, dem Genuss eines kurzen Moments kommen. Das kann eine gute Tasse Tee sein, ein nettes Telefonat oder Gespräch, ein gutes Essen, einige Seiten eines Buches oder einer Zeitschrift, ein Spaziergang im Park, eine Streicheleinheit mit Kindern, Partnern oder Tieren oder ein Kreuzworträtsel. Wir unterscheiden uns in unseren Bedürfnissen und in dem, was uns für einen Moment ablenkt und aufheitert.

Um langfristig Stress abzubauen, sind systematische Problemlösestrategien hilfreich. Sich mit Problemen auseinanderzusetzen, die im Alltag immer wieder eine Rolle spielen, ist in der konkreten Situation oft nicht leicht. Nehmen Sie sich Zeit, vorab für diese Probleme einzelne Schritte zu entwickeln. Setzen Sie sich mit folgenden Fragen auseinander:

Was ist mein Problem?
Seit wann besteht das Problem?
Gibt es Regelmäßigkeiten oder Abläufe?
Was ist mir in dieser Situation wichtig?
Welche Schwierigkeiten treten dabei auf?
Was möchte ich an dieser Situation verändern?
Woran würde ich merken, dass das Problem nicht mehr besteht?
Wer würde es sonst noch merken?
Wie würde sich mein Verhalten verändern?

Nachdem Sie sich in Ihr Problem hineingedacht haben, setzen Sie sich mit den folgenden Schritten auseinander:

1. Benennen Sie das Problem (z. B. Steuererklärung, Unordnung in der Wohnung etc.).
2. Brainstorming: Erarbeiten Sie Lösungsvorschläge, wobei Sie Ihrer Fantasie freien Lauf lassen und nicht sofort eigene Ideen kritisch abtun sollten (einen Freund um Hilfe bitten, nächstes Wochenende dafür einplanen etc.).

3. Beurteilen Sie Ihre Vorschläge und wählen Sie einen aus (Freund).
4. Entwickeln Sie für diesen Vorschlag einen konkreten Handlungsplan (z. B. morgen, 17 Uhr, den Freund anrufen, ihn um Unterstützung bitten und einen Termin dafür vereinbaren).
5. Sofern Ihr Lösungsvorschlag realisierbar ist, setzen Sie ihn in Taten um.
6. Überprüfen Sie den Erfolg. Vielleicht hat der Freund kurzfristig abgesagt, oder die Steuererklärung ist nach einem Termin nicht beendet. Dann sollten Sie wieder zu Punkt 3 zurückkehren und einen weiteren Lösungsvorschlag auswählen (das nächste Wochenende freiplanen) und die Punkte 4 bis 6 erarbeiten. Viel Erfolg!

Auch das Aneignen persönlicher Fertigkeiten kann langfristig Stress vermindern. Wenn Sie eigene Defizite erkennen, entwickeln Sie Ideen, diese zu reduzieren, lesen Sie dazu Bücher oder besuchen Sie Seminare. Wenn Sie beispielsweise gerade in ein Haus mit einem großen, aber völlig verwilderten Garten gezogen sind, könnten Sie natürlich ausprobieren, wie Sie den Garten in den Griff bekommen. Aber Sie könnten auch ein Buch zu diesem Thema lesen oder befreundete Gartenprofis fragen, um sich die nötigen Fertigkeiten anzueignen. Auf diese Weise gelingt es, den Garten gleich so anzulegen, dass er künftig möglichst wenig Arbeit verursacht.

Alle oben genannten Strategien stellen solche Fertigkeiten dar, die jeder von uns mehr oder weniger gut beherrscht. Nehmen Sie sich Zeit, Ihre Fertigkeiten zu trainieren, um langfristig mehr Zeit für sich übrig zu haben.

Welchen Einfluss hat unsere Ernährung?

Es gibt Krankheiten, die nur durch die richtige Ernährung geheilt werden können. Hippokrates

Von der immensen Bedeutung und dem unmittelbaren Einfluss unserer Ernährung auf das Schmerzgeschehen konnte ich mich im Jahr 2009 überzeugen, als es zu einem Rückfall kam. Vor der Abreise in den Urlaub hatte ich vergessen, mein weizenfreies Brot einzupacken. Da wir mitten in den Schweizer Bergen wohnten und der ortsansässige Bäcker in all seinen Broten Weizen verwendete, aß ich über zwei Wochen Weizenbrot. Es ging mir gut, und daher genoss ich noch zusätzlich und in großen Mengen die norditalienische Pasta aus Hartweizengrieß. Ich war optimistisch, dass mir Weizen nichts mehr ausmachen würde.

Kurze Zeit danach – die Urlaubssünde hatte ich bereits vergessen – setzte zu meinem großen Erschrecken meine Periode wieder schmerzhaft ein. Die Erinnerungen an die früheren qualvollen Blutungsphasen kamen in mir hoch. Wie früher litt ich erneut unter starken Schmerzen im Darmbereich und während des Toilettenganges an Blase und Darm. Ich ärgerte mich über meinen Leichtsinn und griff wieder zu Schmerzmitteln. Wenigstens wirkten die Medikamente, was vor der Ernährungsumstellung im November 2005 nicht der Fall gewesen war, und die Schmerzen verschwanden. Sofort begann ich, mich wieder überwiegend weizenfrei zu ernähren, und schon war die nächste Periode wieder schmerzfrei.

Bei Endometriosepatientinnen wurde im Rahmen einer vergleichenden Studie zu Frauen ohne Endometriose eine signifikant schlechtere Ernährung festgestellt,[32] die sich durch Fast-Food-Mahlzeiten, erhöhten Zuckerkonsum, einen bis zu einem Drittel geringeren

Anteil von Obst- und Gemüse und doppelt so viel tierische Fette auszeichnet. Die Autorinnen Professor Ingrid Gerhard und Professor Marion Kiechle empfehlen ausdrücklich eine Umstellung auf naturbelassene Vollwertkost, um die Entzündungsabläufe der Endometriose zu unterbrechen, und verweisen dabei auf eine Verbesserung des Verhältnisses der Omega-6- und Omega-3-Fettsäuren.

Der Gynäkologe Dr. Stefan Weinschenk hält es für wahrscheinlich, dass Fast-Food-Ernährung, fett- und fleischreiche sowie ballaststoffarme Ernährung einen ungünstigen Einfluss auf das Prostaglandin-Gleichgewicht hat (s. Kapitel *Schmerzgeschehen und Schmerzerleben*). Er weist darauf hin, dass ein hoher Anteil ungesättigter Fettsäuren in der Nahrung die Zufuhr von Vorstufen wichtiger uteriner (Uterus = Gebärmutter) Gewebshormone gewährleistet. Des Weiteren empfiehlt er einen geringen Anteil von Fleisch und tierischen Produkten in der Ernährung, um so die Zufuhr toxischer (giftiger) Stoffe über die Nahrungskette Pflanze-Tier-Mensch zu reduzieren.

Professor René Wenzl regte in einem Vortrag für die Österreichische Endometriose Vereinigung an, bei einer Endometrioseerkrankung Übergewicht zu vermeiden, da sich in den Fettzellen Dioxin ablagert, das wie Östrogen wirkt, was im Rahmen einer Endometriosetherapie reduziert werden sollte. Dazu warnt er vor Fertigprodukten, die übermäßig Zucker, Salz und Fett enthalten und somit Übergewicht fördern.

Auch Mary Lou Ballweg, die Präsidentin der Endometriosis Association, USA[33], weist darauf hin, dass rotes Fleisch Dioxin und andere Stoffe enthält, die das Hormonsystem beeinträchtigen. Das im Fleisch enthaltene Fett kann zusätzlich den Östrogenspiegel erhöhen. Die von der Endometriosis Association in Auftrag gegebene Forschungsarbeit, die weltweit anerkannt ist, konnte einen deutlichen Zusammenhang zwischen Dioxin und Endometriose nachweisen.[34]

Professor Wenzl rät außerdem dazu, histaminreiche Nahrungsmittel zu meiden. Histamin ist besonders Allergikern bekannt und ist in Wurst- und Räucherwaren, Bier (Hefe), Rotwein und Käse enthalten.

Es spielt bei allergischen Reaktionen eine Rolle, da es sich um einen Wirkstoff des Immunsystems zur Abwehr körperfremder Stoffe handelt.

Histamin führt zu Kontraktionen der glatten Muskulatur und verursacht Schmerz und Juckreiz. Für Histamin gibt es in der Gebärmutter Rezeptoren, an die es sich andocken und so Nerven aktivieren kann, was eine Schmerzverstärkung bewirkt. Genauso sollten Laktose- und Fruktoseintoleranzen, also Unverträglichkeiten von Milch- oder Fruchtzucker, berücksichtigt werden. Sie verstärken die Schmerzen, verursachen Verdauungsstörungen von Blähungen bis Durchfall und gehen einher mit Müdigkeit, Erschöpfung sowie depressiven Symptomen.

Empfehlungen für Endometriosefrauen:
- Preisel- und Heidelbeeren sowie frisches Obst und Gemüse gegen Müdigkeit;
- Ingwer, Zitronengras, Sojaprodukte und Curry bei Darmproblemen;
- Omega-3-Fettsäuren (Leinöl, Walnussöl, Meeresfisch) gegen Schmerzen,
- Chili sowie Honig und Zimt bei entzündlichen Prozessen.[35]

Ernährung und Immunsystem

Vermutlich ist das Immunsystem von Endometriosefrauen nicht in der Lage, Endometriosezellen daran zu hindern, sich im Bauchraum anzusiedeln. Diese Fehlfunktion des Immunsystems kann durch eine Autoimmunerkrankung oder durch eine Überforderung aufgrund starker und lang anhaltender Menstruationsblutungen bedingt sein. Sie führt bei Endometriosebetroffenen auch dazu, dass Spermien oder sich einnistende Eizellen bekämpft werden. Unser Immunsystem ist also in bestimmten Bereichen sehr stark gefordert, wird überfordert und reagiert daher möglicherweise in anderen Bereichen zu schwach.

Eine nährstoffreiche und pflanzliche Ernährung kann helfen, das Immunsystem zu entlasten und zu stärken. Sogenannte Antioxidantien, wie Selen, Vitamin A, C und E, und auch Mineralien wie Zink und Magnesium sowie B-Vitamine spielen dabei anscheinend eine wichtige Rolle. Ebenso unterstützen Folsäure, Vitamin B und Zink die Thymusdrüse bei der Produktion weißer Blutkörperchen. Dabei müssen ausreichend Zink und B-Vitamine vorhanden sein, da sonst die Folsäure, die die Zellteilung fördert, nicht wirksam werden kann. Weizen aber reduziert nach den Erkenntnissen von Dian Shepperson Mills und Michael Vernon den Zinkspiegel.

Mary Lou Ballweg verweist auf Studienergebnisse, denen zufolge ein verstärkter Konsum von Obst und Gemüse das Risiko für Endometriose reduziert, da anscheinend die Bekämpfung freier Radikale bei Endometriosefrauen ein eindeutiges Problem sein kann.

Zwar ist die These über die schädigende Wirkung sogenannter freier Radikale und deren Bekämpfung durch in Obst und Gemüse enthaltene Antioxidantien mittlerweile wissenschaftlich höchst umstritten und gilt eigentlich als überholt. Denn mehr und mehr zeigt sich, dass sich die Wechselwirkung unserer Nahrung, isoliert betrachtet, nicht so einfach auf einzelne Stoffe reduzieren lässt. So finden sich in natürlichen Nahrungsmitteln, wie Obst und Gemüse, Hunderte verschiedener Wirkstoffe, die in einem komplexen Zusammenspiel Einfluss auf unseren Organismus nehmen, was aber noch längst nicht ausreichend erforscht ist. Die in Obst und Gemüse enthaltenen Ballaststoffe sorgen beispielsweise für den Abtransport von Östrogen aus dem Körper, was den Östrogenspiegel beeinflusst und die Darmflora gesund erhält. Die Kontrolle des Östrogens scheint auch ein Nährstoffprozess zu sein, der häufig durch die Aufnahme von zu viel

Zucker, zu wenig Eiweiß und einem Mangel an B-Vitaminen gestört sein kann (Shepperson Mills und Vernon).

Zuckerreiche Nahrung oder zu viel Zucker kann die Arbeit der weißen Blutkörperchen beeinträchtigen und so die Immunfunktion in ihrem Kampf gegen Endometriosezellen behindern (Shepperson Mills und Vernon). Gleichzeitig ist das Immunsystem bei einer Nahrungsmittelunverträglichkeit dauerhaft aktiv und in Alarmbereitschaft.

Bei 80 Prozent der an Endometriose erkrankten Frauen, die in ihrer Ernährung Weizen vermieden haben, verringerten sich Unterleibs- und Bauchschmerzen bzw. blieben ganz aus. (Shepperson Mills und Vernon).

Weizen gehörte zu den Nahrungsmitteln, die täglich auf meinem Speiseplan standen. Ich erfuhr aus der Lektüre, dass Weizen aufgrund von Überzüchtung im Organismus zu Unverträglichkeiten führen kann und das Verdauungssystem, das Immunsystem, das Hormon- und Reproduktionssystem des Menschen allgemein, aber insbesondere das der an Endometriose erkrankten Frauen beeinträchtigen kann. Und interessant fand ich, dass Weizen neben Milch zu den Nahrungsmitteln gehört, die Nahrungsmittel-Intoleranzen, d. h. Unverträglichkeiten, verursachen und auslösen können, wenn ein Nahrungsmittel übermäßig häufig konsumiert wird.

Dagegen weist die Fachgesellschaft für Ernährung und Orthomolekularmedizin der Schweiz darauf hin, dass Allergien gegen Dinkel, die Urform des Weizens, unbekannt sind.

Als ich über meine Ernährungsgewohnheiten und die meiner Eltern und Großeltern nachdachte, wurde mir bewusst, dass seit meinem ersten Lebensjahr sehr wahrscheinlich kaum ein Tag vergangen war, an dem ich keinen Weizen und keine Milch zu mir genommen hatte. Die Nebenwirkungen des Weizens führen Shepperson Mills und Vernon auf dessen Überzüchtung zurück.

Was hat es mit dem Weizen auf sich?

Ernährung ist keine alternative Behandlung wie Kräutermedizin oder Homöopathie; sie ist notwendig, um zu leben. Essen ist etwas, was wir jeden Tag tun. Es stützt uns, es kann uns gesund erhalten – oder es kann uns krank machen. (Shepperson Mills und Vernon)

Der Industrieverband Agrar e. V.[36] veröffentlicht auf seiner Internetseite Informationen zur Züchtung und Entwicklung des Weizens. Aus ihnen geht hervor, dass der Ertrag der Weizenpflanzen in den letzten 50 Jahren durch Züchtung neuer und ertragreicherer Sorten verfünffacht werden konnte. Gleichzeitig haben sich auch die Backeigenschaften des Weizens verbessert. Je mehr hochwertiges Klebereiweiß, auch Gluten genannt, das Mehl enthält, desto besser geht der Kuchen auf. Die Erfolge im Weizenanbau werden auf hochwertige Mineraldünger, intelligente Düngestrategien und gezielte Pflanzenschutzmaßnahmen zurückgeführt. Die Entwicklung wirksamer Herbizide, die Unkraut bekämpfen, ermöglichen zudem engere Reihenabstände zwischen den Pflanzen.

Shepperson Mills und Vernon berichten, dass bereits in den 1970er-Jahren Weizen genetisch modifiziert wurde. Der Kopf des Weizens wurde so verändert, dass er mehr Korn tragen konnte, wodurch die Spitze der Pflanze für den Stängel zu schwer wurde und umknickte. Ein Hormon wurde zugesetzt, um den Stängel zu stärken. Da die Pflanzen zu dicht beieinander ausgesät wurden, wuchs am Weizen ein Pilz, was zum Einsatz eines weiteren Hormons führte, das den Pilz zerstören sollte. Die Autoren fordern eine Erforschung der Wirkung dieser Hormone auf das Hormonprofil im weiblichen Organismus.

Was ich über Weizen erfahren hatte, machte mich nachdenklich und skeptisch. Meine Abneigung gegen künstliche Hormone war auch wieder da. Ob die Ärzte, die mir in der Vergangenheit mehrfach nahegelegt hatten, auf Weißmehl zu verzichten, damit im eigentlichen Sinne den Verzicht auf Weizen gemeint hatten? Die Anregungen hatte ich zwar befolgt und stattdessen vollkörniger gegessen, aber das ist ja nicht gleichbedeutend mit »weizenfrei«, und damit wurde auch keine Besserung bewirkt. Egal, es war nie zu spät. Ich war entschlossen, Weizen von meinem Speiseplan zu streichen, und gespannt, ob sich etwas verändern würde.

Bis zu diesem Zeitpunkt hatte ich mich kaum für ernährungswissenschaftliche Zusammenhänge interessiert, aber nachdem ich diese Informationen zusammengetragen hatte, erkannte ich, wie wichtig eine gesunde Ernährung für Endometriosefrauen sein kann. Und ich war erschrocken, wie wenig bisher darüber zu lesen war. Auch auf den Kongressen, die ich besucht hatte, war nie über den Zusammenhang von Endometriose und Ernährung referiert worden.

Seit meiner Ernährungsumstellung sind mittlerweile fünf Jahre vergangen, und ich bin während der Periode schmerzfrei, erlebe höchstens einmal Kopfschmerzen und ein Zwicken oder Ziehen. Bei der zuletzt durchgeführten Operation im Mai 2006 diagnostizierten die Ärzte eine schwere Endometriose EEC Grad III bis IV. Zu diesem Zeitpunkt war ich, der Diagnose zum Trotz, nach der im November 2005 begonnenen Ernährungsumstellung bereits völlig frei von Endometriosebeschwerden. Ich hatte durch die Ernährungsumstellung keine Nebenwirkungen, zumindest kann ich keine benennen.

Bereits wenige Wochen nachdem ich meine Ernährung umgestellt hatte, verringerten sich meine Schmerzen kontinuierlich, bis ich gänzlich auf Schmerzmittel verzichten konnte und schließlich völlig schmerzfrei war. Auch andere an Endometriose erkrankte Frauen, die sich entsprechend ernährten und auf weizenfreie Kost umgestiegen waren, erzielten ähnliche Erfolge.

Die Hoffnung auf eine Heilung der Endometriose kann zum heutigen Stand weder von der Schulmedizin noch von den alternativen

Therapieverfahren erfüllt werden. Durch eine bewusste und angepasste Ernährung ist es aber möglich, die Endometrioseschmerzen zu verringern oder vollständig zu beseitigen.

Auch ich war nach dem Befund der vierten und letzten Operation 2006 nicht von Endometriose geheilt. Innerhalb kurzer Zeit zeigten sich nach der Operation wieder Endometriosezysten an den Eierstöcken. Und im Jahr 2008 waren mittels Ultraschall weiterhin Endometriosezysten sichtbar und Verwachsungen mit Darmbeteiligung spürbar, ohne dass ich Schmerzen hatte. Der die Sonografie durchführende Frauenarzt sprach sogar von einem »Desaster« und riet mir dringend zu einer weiteren Operation. Es wäre meine fünfte OP gewesen, die ich bis heute verweigert habe.

Bei einer Ultraschalluntersuchung im Mai 2010 waren bis auf Verwachsungen keine Endometriosezysten mehr zu erkennen.

Zwar kannte ich bereits vorher andere Endometriosefrauen, die über ähnliche Erfahrungen mit weizenfreier Kost berichtet hatten, aber ich dachte lange Zeit, dass diese positive Wirkung bei uns allen auch nur Zufall gewesen sein konnte. Wirklich überzeugt war ich erst nach dem schmerzhaften Rückfall, als ich während meines Urlaubs reichlich Weizenbrot und große Mengen norditalienischer Pasta aus Hartweizengrieß gegessen hatte. Mittlerweile kann ich sogar wieder Weizen essen. Mit Bedacht und in Maßen und ohne dass ich während der Periode endometriosebedingte oder andere Schmerzen habe.

Die einzelnen nachfolgend geschilderten Schritte stellen eine qualitative Verbesserung der Ernährung dar und leiten sich überwiegend aus den ernährungsphysiologischen Argumenten von Shepperson Mills und Vernon ab, soweit sie für mich schlüssig sind. Ich beziehe mich stellenweise aber auch auf zusätzliche Literatur, die dann entsprechend angegeben ist.

Meine Ernährung unter der Lupe

Vor Beginn der Ernährungsumstellung aß ich leidenschaftlich gern Pastagerichte, Pizzas und belegte Baguettes oder Brötchen. Weizenfreie Ernährung – ich war mir nicht sicher, ob mir das gelingen würde. Die Vorstellung, auf Weizen zu verzichten, führte zu leichtem Unbehagen. Aber kein Vergleich zu den monatlichen Schmerzen. Ich hatte die Wahl! Es bot sich eine Chance, und die wollte ich nutzen.

Der erste Schritt: Woraus besteht eigentlich meine Nahrung?

Beginnen Sie damit, die eigene Ernährungsweise kritisch unter die Lupe zu nehmen. Die Frage lautet: Woraus besteht eigentlich meine Nahrung?

Mein Frühstück fing mit einem Müsli an, das Weizenkleie und Weizenflocken enthielt, manchmal Marmeladenbrötchen, häufig auch Toast, beides aus Weizen. Zwischendurch gönnte ich mir gern etwas Süßes oder einen Keks, zu den Hauptmahlzeiten Pastagerichte, Pizza und belegte Baguettes. Und ja, nachmittags aß ich am Wochenende oder im Urlaub zum Kaffee natürlich gern Eis, ein Stück Kuchen oder einen Schokoriegel. Alles enthielt Weizen. Obst und Gemüse kamen bei mir sehr selten auf den Tisch. Leugnen war sinnlos. Ich musste mir eingestehen, dass meine Ernährung überwiegend aus Weizenprodukten und Zucker bestand. Milch trank ich eher selten, lediglich im Kaffee, noch seltener mal einen Kakao.

Wenn Ihre Essgewohnheiten ähnlich sind, dann sollten Sie sich bei Ihrem nächsten Einkauf die Zeit nehmen und einmal die Inhaltsstoffe der Lebensmittel, die Sie in der Hand halten, genau durchlesen. Die gute Nachricht: Es gibt für fast alle Produkte weizenfreie Alternativen.

Dinkel ist die Urform des Weizens und nicht überzüchtet. In vielen Supermärkten findet sich eine reiche Auswahl an Dinkelprodukten, sodass die Umstellung leichtfällt. Auch viele Bäckereien und Vollkornbäcker bieten Brotsorten an, die keinen Weizen enthalten. Ich erkundige mich stets nach Zutatenlisten, wenn ich den Eindruck habe, dass die Befragten sich unsicher sind.

Auch in Reformhäusern und Bioläden gibt es Müsli, Kekse, Chips, Zwieback, helle Nudeln und vieles mehr, was gar nicht unbedingt vollkörnig ist, aber doch aus anderen Getreidesorten als Weizen besteht.

Sie müssen auch nicht auf feingemahlenes Mehl verzichten. Feingemahlenes Dinkelmehl Typ 630 besitzt die gleichen Backeigenschaften wie herkömmliches Haushalts-Weizenmehl Type 405. Und es schmeckt leicht nussig und aromatischer als Weizen.

Probieren Sie aus, ob der Verzicht auf Weizen einen positiven Einfluss auf Ihr Befinden hat. Und haben Sie Geduld mit Ihrem Körper!

Ich hoffte natürlich, dass sich bereits nach drei bis vier Wochen weizenfreier Kost eine kleine Veränderung bei meiner Periode feststellen ließe, hatte mich aber auf mindestens drei Monate eingestellt. Denn mein Körper war nun schon sehr lange krank, und entsprechend lange würde er auch zur Regeneration benötigen, dachte ich. Umso überraschender war die deutlich spürbare Veränderung innerhalb der kurzen Zeit. Aber jeder Körper reagiert anders. Geben Sie Ihrem Körper deshalb etwas Zeit.

Der zweite Schritt: Ab sofort weizenfrei!

Deine Nahrungsmittel seien deine Heilmittel. Hippokrates

Machen Sie sich mit dem Angebot an weizenfreien Nahrungsmitteln vertraut und ersetzen Sie dann in den ersten Wochen nach und nach alle weizenhaltigen Nahrungsmittel durch alternative Getreideprodukte, beginnend mit dem »sichtbaren« Weizen häufig verzehrter Weizenprodukte, wie beispielsweise Brot und Nudeln. Ihre sonstigen Ernährungsgewohnheiten können Sie beibehalten. Nach Shepperson Mills und Vernon und auch nach meiner eigenen Erfahrung ist bereits bei einem Verzicht auf »sichtbaren« Weizen der Körper wieder in der Lage, geringe Mengen Weizen zu verwerten, ohne Symptome zu zeigen.

Auch ich habe wie zuvor gekocht und gebacken, aber für Kuchen, Waffeln, Flammkuchen, selbstgemachte Spätzle und Nudeln ab sofort das helle Dinkelmehl verwendet. Meine Familie und Gäste bemerkten keinen Unterschied.

Bei **Brotsorten** wechsle ich zwischen Buchweizen-, Hanf-, Roggen-, Hafer- und Dinkelbrot, hin und wieder kaufe ich Reis- und Maisbrot oder Knäckebrot aus Roggen oder Dinkel. Das **Müsli** mixe ich aus Roggen, Dinkel, Hafer, Gerste, Mais (Cornflakes) und nutze auch fertig gemixte weizenfreie Müsli (ohne Weizenflocken!). Als **Snacks** gönne ich mir Haferkekse, Reiswaffeln und Mais-Chips. Zum **Backen** oder Kochen nehme ich neben Dinkelmehl auch andere Mehlsorten, wie Buchweizen-, Mais-, Reis- und Roggenmehl.

Weizengrieß lässt sich durch Dinkel- oder Maisgrieß (Polenta) ersetzen. Auch bei den **Nudelsorten** gibt es viele Varianten, wie Buchweizen-, Dinkel-, Hirse-, Mais- und Reisnudeln. Für **Pizza** eignet sich ein Boden aus Dinkel- oder Kartoffelteig. Mein Herz und mein Magen machten einen Luftsprung, als ich im Bioladen Fertigpizza aus Dinkelteig entdeckte.

Der dritte Schritt: Weniger Zucker!

Im nächsten Schritt sollten Sie so gut wie möglich die Zuckermenge in den täglichen Speisen reduzieren. Ich hätte vorher keine Wette darauf abgeschlossen, dass ich ohne Schokolade leben kann, da ich manchmal sogar zwei Schokoriegel am Tag naschte. Mein Gewicht hielt ich durch Sport und Hundespaziergänge.

Schränken Sie Ihren Süßigkeitenkonsum schrittweise ein, um den Zuckerverzehr und somit unnötigen Stress für den Körper zu verringern! Anfangs können Sie täglich etwas Süßes essen, aber nur eine kleine Portion, wie z. B. eine Rippe Schokolade oder drei bis vier Stück Weingummi. Dann naschfreie Tage einführen und nur noch alle zwei bis drei Tage etwas Süßes in kleinen Portionen essen.

Süßigkeiten sollten kein Hauptnahrungsmittel, sondern etwas Besonderes sein und auf alle Fälle weizenfrei! Und Vorsicht: Bestimmte Schokoladensorten enthalten Weizen. Auch Eiscremes und Lakritz können Weizen enthalten.

Nach einigen Wochen hatte ich kaum noch Lust auf Schokolade. Meist war sie mir zu süß.

Konzentrieren Sie sich in den ersten drei Monaten auf die weizenfreie Ernährung, die Reduzierung des Zuckerkonsums und schränken Sie zusätzlich den täglichen Kaffee- und Schwarzteekonsum ein. Auch auf Alkohol sollten Sie weitgehend verzichten, speziell auf Weizenbier und Korn (enthält Weizen).

Da ich nicht rauche, hatte ich nicht mit dem Verlangen nach Zigaretten zu kämpfen, hätte aber sicherlich in dieser Phase versucht, mit dem Rauchen aufzuhören. Denn das Rauchen kann eine Überempfindlichkeit (Hyperreagibilität) der glatten Muskulatur von Bronchien und Gebärmutter verursachen, was die Dioxin-Aufnahme begünstigt.[37]

Lassen Sie sich für Ihre Ernährungsumstellung Zeit und setzen Sie sich nicht durch zu hohe Ansprüche unter Druck. Essen bedeutet auch Genuss und Lebensfreude. Ich selbst versuchte, konsequent zu sein, war aber nie zu streng mit mir.

Der vierte Schritt: Mehr Obst und Gemüse!

Die Deutsche Gesellschaft für Ernährung[38] empfiehlt »5 am Tag«, das heißt, pro Tag sollten zwei Portionen Obst und drei Portionen Gemüse gegessen werden. Dabei entspricht eine Portion etwa der Menge, die in eine Hand hineinpasst. Ich wollte es versuchen, was zu Beginn nicht so einfach war. Aber diese etwas eigenwillige Vorgabe »5 am Tag« hilft Obst- und Gemüsemuffeln, den Überblick zu behalten und sich an eine täglich ausreichende Menge an »Grünzeug« zu gewöhnen.

Nachdem ich die erste der fünf Portionen zum Frühstück gegessen hatte, fiel mir meist erst nachmittags ein, dass ich die zweite Portion eigentlich am Vormittag, die dritte zum Mittagessen und die vierte nun am Nachmittag hätte essen sollen. Süßigkeiten am Vormittag hatte ich selten vergessen. Um mich zu erinnern, legte ich das Obst und Gemüse morgens sichtbar auf den Schreibtisch, und so gelang es mir mit der Zeit immer besser, es auch zu essen. Ich ermunterte mich, denn »3 am Tag« gegessen zu haben, war schon eine Verbesserung. Zumindest war es mehr Obst und Gemüse, als ich zuvor zu mir genommen hatte. Da war ich teilweise oft auf »Null am Tag« gekommen.

Das Weizenmüsli spendieren Sie am besten den Hühnern und Enten Ihres Nachbarn. Wenn Sie zum Frühstück Müsli bevorzugen, nehmen Sie beispielsweise eines auf Dinkelbasis. Dazu Obst (Portion 1 der »5 am Tag«), Quark, Joghurt oder Milch. Oder zur Abwechslung auch mal ein weich gekochtes Ei mit weizenfreiem Vollkornbrot, Dinkeltoast mit Marmelade oder gebackene Bohnen.

Zu Beginn trank ich noch Milchkaffee, ersetzte ihn aber durch Kräutertees verschiedener Mischungen. Die ersten drei Tage fühlte ich mich vormittags richtig müde, da mir das Koffein fehlte. Aber ab dem vierten Morgen fiel es mir leichter, auf Kaffee zu verzichten, und ich war leistungsfähiger als zuvor, sodass ich auch nachmittags auf Kaffee verzichtete.

Gegen den Hunger am Vor- und Nachmittag eignen sich Nüsse, die wichtige Fettsäuren enthalten, Obst oder Gemüse (Portion 2 und 4 der »5 am Tag«). Das Verlangen nach Süßigkeiten lässt sich sehr gut mit Rosinen und getrockneten Aprikosen stillen.

Verzichten Sie zum Mittagessen möglichst auf den Gang in die Kantine und bringen Sie sich stattdessen etwas von zu Hause mit, z. B. Salat oder Rohkost, dazu weizenfreie Vollkornbrötchen mit Frischkäse oder pflanzlichem Brotaufstrich.

Die Qualität der Nahrungsmittel

Um die Qualität der Ernährung und einzelner Nahrungsmittel zu verbessern, verzichten Sie auch auf weizenhaltige Nahrungsbestandteile wie modifizierte Stärke, Weizengrieß und Gluten.

Anfangs hatte ich keine Ahnung, worum es sich dabei handelt, und es brauchte auch viel Zeit beim Einkaufen, um alle Inhaltsstoffe eines Lebensmittels genau zu lesen. Aber sobald man einen Überblick hat, findet man schnell heraus, welche Produkte geeignet sind, und das Einkaufen wird wieder weniger zeitaufwändig.

Modifizierte Stärke & Co.

- Viele Joghurts enthalten modifizierte Speisestärke, die aus Weizen besteht.
- Auch auf Kartoffelchips-Tüten oder Eispackungen ist häufig »modifizierte Stärke« zu lesen.
- Die meisten Nudeln sind aus Hartweizengrieß hergestellt.
- Grütze und Graupen sind aus Weizen.
- Dextrin ist Klebestärke und besteht aus Weizen, nicht zu verwechseln mit Dextrose, das ist Traubenzucker.
- Maltodextrin enthält Malz- und Traubenzucker, und Malz ist durch Mälzung gekeimtes und getrocknetes Getreide, vorwiegend aus Weizen. Ansonsten wird das Getreide meist benannt, wie z. B. Gerstenmalz.
- Verdickungsmittel und Soßenbinder sind ebenfalls aus Weizen hergestellt.
- Bei Weizenkleie ist es einfach, genauso bei Weizenkeimen und Weizenkeimöl.
- Auch hinter den Bezeichnungen »Cerealien«, »Getreidefüllstoffe« und »Couscous« steht Weizen.
- Handelsüblicher Zwieback besteht häufig aus Weizen, es ist aber auch solcher aus Dinkel erhältlich.
- Sojasoße, Weizenbier und Brandtwein (Korn) sind weizenhaltig.

Was bedeutet glutenfrei?

Wenn ein Produkt als »glutenfrei« bezeichnet wird, heißt das nur, dass kein Getreidekleber bzw. kein Klebereiweiß enthalten ist, nicht aber, dass es keinen Weizen enthält! Die Bestandteile des Glutens können im Darm zu Problemen und Krankheiten führen. Etwa 80 Prozent des Weizens bestehen aus Gluten!

Versteckter Weizen

Weizenmehl kann auch als Verdickungs- und Füllmittel beigefügt sein. Vorsicht ist geboten, wenn Produkte Getreidebindemittel, Pflanzeneiweiß, Zwiebackmehl oder Keksmehl enthalten. Selbst hochwertige Pflanzenöle, wie Sonnenblumenöl, Maiskeimöl und Distelöl, enthalten anteilig Weizenkeimöl.

Es erstaunte mich, dass auch in Senf, Ketchup und Fertigmayonnaise Weizenkeimöl oder sogar modifizierte Stärke enthalten sein können. Kartoffelchips oder Pommes frites werden häufig in weizenhaltigen Ölen frittiert. Aber davon ließ ich mich nicht beunruhigen und genoss meine Pommes an der Frittenbude! Und der Erfolg hat sich dennoch eingestellt.

Manche weizenfreien Alternativprodukte sind nur im Bioladen oder Reformhaus erhältlich und zumeist etwas teurer als im Supermarkt oder beim Discounter. Aber im Verlauf meiner Krankheitsgeschichte hatte ich bereits verschiedene alternative Heilmethoden erfolglos probiert und dafür viel Geld ausgegeben.

Und unterm Strich wird schon durch den Verzicht auf Convenience- oder Fast-Food-Produkte, die meistens weizenhaltig sind, Geld gespart.

Instandhaltungskosten für Reparaturen am Haus oder Auto erscheinen uns selbstverständlich. Unser Körper, der uns 70, 80 oder 90 Jahre am Leben erhalten soll, ist doch eigentlich viel wichtiger – oder sollte es zumindest sein!

Bio(-logisch)

Nach dem Motto »Du bist, was Du isst!« (frei nach Ludwig Feuerbach) beschloss ich, mich für mindestens zwei Monate auf Probe biologisch zu ernähren. Mein Slogan war: »Weil ich es mir wert bin! Und weil ich schmerzfrei werden will.« Es hatte in der Vergangenheit viele Frustkäufe gegeben, die mich nach den Schmerzen trösten und entschädigen sollten. Nun sah ich in der biologischen Ernährung eine sinnvolle Investition. Mit einem Augenzwinkern würde ich vermutlich noch etwas sparen!

Auf der Internetseite des Bundesministeriums für Ernährung, Landwirtschaft und Verbraucherschutz sind die Kriterien der EG-Öko-Verordnung für Produkte mit dem Biosiegel veröffentlicht. Dazu gehört das Verbot der Bestrahlung von Öko-Lebensmitteln, das Verbot gentechnisch veränderter Organismen, der Verzicht auf Pflanzenschutz mit chemisch-synthetischen Mitteln, der Verzicht auf leicht lösliche, mineralische Dünger, die Forderung nach abwechslungsreichen, weiten Fruchtfolgen, die Forderung nach flächengebundener, artgerechter Tierhaltung und die Fütterung mit ökologisch produzierten Futtermitteln ohne den Zusatz von Antibiotika und Leistungsförderern.

Es gibt zusätzlich ökologische Anbauverbände. Dazu zählen Biokreis, Bioland, Biopark, Demeter, Ecoland, Ecovin, Gäa, Naturland und Verbund Ökohöfe. Die Zeichen stehen für die Berücksichtigung zum Teil strenger Kriterien des jeweiligen Verbandes zusätzlich zu denen der EG-Öko-Verordnung.

Mich hatten bisher auch Bezeichnungen wie »aus kontrolliertem oder ökologischem Anbau« verunsichert. War das alles einerlei, oder gab es da Unterschiede? Die EG-Öko-Verordnung schützt die Verwendung folgender Begriffe:

- *Bio-* und *Öko-, biologisch/ökologisch, kontrolliert ökologisch/ biologisch, biologischer/ökologischer Landbau,*
- *biologisch-dynamisch* und *biologisch-organisch.*

Irreführende Bezeichnungen, bei denen es sich nicht um Bioprodukte handelt, sind die folgenden:

- *aus kontrolliertem Anbau, von staatlich anerkannten Bauernhöfen, unter abhängiger Kontrolle, ungespritzt, ohne Spritzmittel,*
- *aus integrierter Landwirtschaft, aus Vertragsanbau,*
- *aus alternativer Haltung* und *aus umweltschonendem Anbau.*

Nährstoffe

Genauso wie zu künstlichen Hormonen hatte ich auch zu künstlichen Vitaminen oder Mineralstoffen eine kritische Haltung. Die Deutsche Gesellschaft für Ernährung (DGE) erklärt auf ihrer Internetseite[39], Deutschland sei kein Vitaminmangelland, und sieht die Vitaminversorgung für *gesunde Menschen* über das ganze Jahr als gegeben an. Da Endometriose eine chronische Erkrankung ist, wurde ich stutzig. Was hieß das nun für mich?

Als ich an Pfeifferschem Drüsenfieber litt, hatten Vitaminpillen mir anscheinend geholfen, wieder zu Kräften zu kommen.

Die Autoren Shepperson Mills und Vernon empfehlen jedoch, über einen längeren Zeitraum Nahrungsergänzungen einzunehmen, und da war ich skeptisch. Was, wenn ich nun weizenfrei und zucker-reduziert aß, aber in meinem Körper Nährstoffdefizite bestanden, die den Organismus nicht gesunden ließen? Der gesunde Organismus benötigt beispielsweise nach einer Empfehlung der »DACH–Refe-renzwerte«[40] täglich 350 Milligramm Magnesium. Dazu müsste ich aber ein Kilo Bananen essen. Das würde ich nicht jeden Tag schaffen; vielleicht ab und zu, aber dann bliebe wohl nicht mehr so viel Ap-petit auf anderes. Weitere Magnesiumquellen wären Hülsenfrüchte, Trockenfrüchte, magnesiumhaltiges Mineralwasser sowie verschiede-ne Obst- und Gemüsesorten wie auch Maracuja.[41]

Unabhängig von den in Nahrungsmitteln enthaltenen Nährstoff-mengen stellte sich mir also die Frage, ob das, was ich aß, ausgewogen war und ob ich mich durch die Nahrungsmittel mit allen Nährstoffen, die mein kranker Körper benötigt, versorgen konnte.

Meine Mahlzeiten bestanden meist aus einfachen und schnellen Gerichten, ab und zu gab es die »Lieblingsgerichte«, und ganz sel-ten waren die Mahlzeiten zeitaufwändig und ausgefallen. Sie waren zwar immer weizenfrei und biologisch, aber ob darin alle Näh-stoffe vorhanden waren? Ab und zu war es dann auch zu kleinen Fast-Food-Ausrutschern gekommen: den erwähnten Pommes an der Frittenbude.

Nahrungsergänzungen

Wissenschaftlich wird der Nutzen von Vitaminpräparaten und Nahrungsergänzungen für gesunde Menschen nicht nur sehr kon-trovers diskutiert, einige Studien belegen auch negative Wirkungen dieser Präparate bei einer Einnahme über einen längeren Zeitraum.

Genauso kontrovers wird die Ansicht diskutiert, dass unsere Nahrungsmittel in der Vergangenheit mehr Mineralstoffe enthielten, als dies heute der Fall ist, und dass besonders für kranke Menschen die heutigen Nährstoffmengen nicht mehr ausreichend sind (Berner, Shepperson Mills und Vernon). Auch mich beschäftigten diese Fragen. Ich wollte meinen Körper unterstützen und ihn nicht belasten.

Beeindruckend fand ich den folgenden Zusammenhang: Zink und Vitamin B6 werden im Hypothalamus (befindet sich in unserem Gehirn) zur GnRH-Produktion (Gonadotropin releasing Hormon, kennen manche Endo-Frauen von ihrem Medikament) benötigt, das wiederum die Funktion der Eierstöcke steuert. Eine hohe Aufnahme von Weizen kann den Zinkspiegel reduzieren. Ein Hinweis für ein Zinkdefizit sind weiße Flecken auf den Fingernägeln.

Zink ist eine Komponente des Insulins und kann gemeinsam mit Kupfer, Eisen und Mangan Eierstockzysten vorbeugen. Hohe Kupfer- und Östrogenspiegel werden im Zusammenhang mit dem Entstehen von Eierstockzysten gesehen.

Magnesium wiederum ist für die Muskeln und Nervenzellen notwendig und spielt anscheinend eine wichtige Rolle für die Entspannungsfähigkeit der Muskeln. Es könnte so Menstruationskrämpfe verringern. Außerdem ist Magnesium für die Immunabwehr nötig, fördert den Schlaf und reguliert gemeinsam mit Selen und Eisen unsere Körpertemperatur.

Menschen mit einer Unterfunktion der Schilddrüse frieren häufig. Die Schilddrüse wirkt hormonell auf die Eierstöcke, die entsprechend auch von der bereitgestellten Menge an Magnesium abhängig sind. Ein Magnesiumdefizit verringert die Thiaminmenge (Thiamin ist die Vorstufe von Vitamin B1) in den Körperzellen, die wiederum für den Energiestoffwechsel benötigt werden.

Vitamine und Mineralstoffe funktionieren wie Schlüssel in unserem Körpersystem. Ist der Schlüssel verloren gegangen, lässt sich die Tür nicht öffnen. Der richtige Schlüssel setzt aber Körperprozesse in Gang, bei denen Immunzellen und Neurotransmitter produziert werden, sodass Enzyme und Hormone effektiv arbeiten (Shepperson Mills und Vernon).

Endometriose fühlt sich für viele betroffene Frauen so an, als sei alles in Unordnung geraten. Durch das frische Obst und Gemüse, die Nüsse und Samen bekam ich sicherlich im Sinne der erwähnten Schlüssel wertvolle Mineralstoffe und Vitamine. Doch würden die ausreichen?

Bei mir waren durch die Endometriose das Verdauungssystem, das Immunsystem, das Nervensystem, das Hormonsystem und das Reproduktionssystem spürbar beeinträchtigt. Es beschäftigte mich sehr, dass der Mangel an einigen Nährstoffen in der täglichen Nahrung einen starken Einfluss auf die Funktionen meines Körpers haben sollte. Nährstoffe sollten entscheidend dafür sein, inwieweit mein Körper fähig ist, Abwehrzellen, Hormone, Enzyme, Botenstoffe und Verdauungssäfte zu produzieren.

Hinsichtlich meines Kinderwunsches erschien mir auch die Information bedeutsam, dass Folsäure ohne Zink nicht optimal aufgenommen werden kann, aber zu viel Folsäure zu einer Reduzierung aller B-Vitamine führt.

Auf die Fragen nach dem Sinn oder Unsinn von Nahrungsergänzungsmitteln, nach der Bedeutung von Vitaminen und danach, ob unsere Lebensmittel heute tatsächlich weniger wertvoll sind als früher, habe ich trotz intensiver Recherche keine befriedigenden wissenschaftlichen Antworten gefunden. Aber als Endometriosebetroffene gehöre ich auch nicht zum Kreis der »gesunden« Menschen. Deshalb hatte ich für mich entschieden, über einen Zeitraum von etwa fünf Monaten einige der Nahrungsergänzungsmittel, die mir nach den Empfehlungen von Shepperson Mills und Vernon sinnvoll erschienen, in meine Ernährung als kurmäßige Anwendung mit einzubauen. Da eine Überdosierung nicht nur eine schädigende (z. B.

für die Leber), sondern auch eine kontraproduktive Wirkung (z. B. auf Muskelbildung oder Tumorwachstum) haben kann, war mein Umgang damit sehr sorgsam.

Während der fünfmonatigen Einnahme der Nahrungsergänzungen fühlte ich mich gut, was für mich eine bestätigende Rückmeldung meines Körpers war. Allerdings lässt sich damit objektiv nicht bewerten, ob sich diese positive Körperrückmeldung trotz oder wegen der Nahrungsergänzungen eingestellt hat. Jede Leserin muss deshalb für sich selbst entscheiden, inwieweit die Einnahme dieser Präparate für sie sinnvoll ist. Denn die Ernährungsumstellung an sich und ein gesundheitsfördernder Umgang mit Stress sind letztendlich die ausschlaggebenden Faktoren für eine erfolgreiche Schmerzreduzierung.

Die Auseinandersetzung mit Nahrungsergänzungsmitteln und die Suche nach geeigneten Möglichkeiten, meinen Körper mit den Nährstoffen, die ihm anscheinend fehlten, ausreichend zu versorgen, dauerten ziemlich lange. 2009 stieß ich dabei auf ein Produkt[42], das in Deutschland aus frischem Obst und Gemüse hergestellt wird und das mir geeigneter erschien als künstliche Multivitaminpräparate. Außerdem entschied ich mich für Nachtkerzenöl und Lachsöl, zusätzlich für Magnesium (Citrat-Präparat aus der Apotheke) und für kurze Zeit auch für ein Verdauungsenzym (ohne Drüsen).

Lachsöl

Lachsöl besteht aus gesättigten, einfach und mehrfach ungesättigten Fettsäuren und hat einen hohen Gehalt an Omega-3-Fettsäuren. Letzteres bezeichnet eine Gruppe der ungesättigten Fettsäuren, die zu den essenziellen Fettsäuren gehören und die der Körper braucht, um z. B. Eicosapentaensäure und Docosahexaensäure herzustellen, die für viele Stoffwechselfunktionen benötigt werden.

Da unser Körper selbst keine Omega-3-Fettsäuren produziert, müssen sie über die Nahrung aufgenommen werden. Bestandteile dieser Fettsäuren sind zwar auch in geringem Maß in Pflanzenteilen und in Rindfleisch enthalten, finden sich aber reichlich in fettem Meerwasserfisch, einigen Obst- und Gemüsesorten, Leinsamen, Soja und Nüssen oder auch in Leinöl, das den höchsten Anteil an Omega-3-Fettsäuren mit einem gesunden Verhältnis zu Omega-6-Fettsäuren hat.

Einige Studien weisen darauf hin, dass Omega-3-Fettsäuren Herzerkrankungen vorbeugen und das »schlechte« Cholesterin (LDL) senken können, ein Zuviel davon aber auch das genaue Gegenteil bewirken kann.

Shepperson Mills und Vernon sprechen dem Lachsöl eine entzündungshemmende Wirkung zu. So sollen sich bei entzündlichen Erkrankungen mit Verdacht auf eine Autoimmunerkrankung die entzündungsfördernden Bedingungen durch die Wirkung von Omega-3-Fettsäuren verringern.

Lachsöl wird aus Lachs gewonnen und lässt sich dem Körper über den Verzehr von frischem oder geräuchertem Lachs natürlicherweise zuführen. Empfehlenswert ist aber nur Bio-Lachs aus ökologisch bewirtschafteten Aquakulturen, da hier weder Fungizide und Pestizide noch Antibiotika eingesetzt werden dürfen und Parasiten sowie Krankheiten wegen der geringeren Besatzdichte nur selten auftreten. Bio-Lachs wird ausschließlich mit Fischabfällen gefüttert, was dazu beitragen soll, die Überfischung der Weltmeere zu vermeiden. Eine gute Orientierung für nachhaltig gefangenen Lachs bzw. Fisch ist das blau-weiße MSC-Siegel[43] (BUND für Umwelt und Naturschutz www.bund.net).

Nachtkerzenöl

Nachtkerzenöl, dem Shepperson Mills und Vernon ebenfalls eine entzündungshemmende Wirkung zuschreiben, wird aus dem Samen einer Heilpflanze, der Nachtkerze, gewonnen und ist ein vielseitig anwendbares Naturprodukt, das der Behandlung verschiedener Beschwerden dient. Es enthält Aminosäuren, Mineralien, Vitamine und essenzielle Fettsäuren, wobei die Gamma-Linolensäure besonders erwähnenswert ist. Sie kann sich positiv auf einen gesunden Fettstoffwechsel auswirken und fördert damit ein hormonelles und psychisches Gleichgewicht.

Das Nachtkerzenöl enthält große Mengen der Cis-Linolsäure, einer zweifach ungesättigten, essenziellen Fettsäure, die zur Gruppe der Omega-6-Fettsäuren gehört. Sie sollte dem Körper regelmäßig in ausreichender Menge über die Mahlzeiten zugefuhrt werden.

Linolsäure kommt in unserem Körper in der Epidermis (Oberhaut) vor, und trägt dort dazu bei, den Wasserhaushalt zu regulieren. Als Inhaltsstoff von Salben oder anderen Kosmetika hilft Nachtkerzenöl durch seine entzündungshemmende Wirkung, Hautreizungen und Ekzeme zu heilen.

Aus der Linolsäure wird im Körper Gamma-Linolensäure gebildet. Über weitere Schritte entsteht daraus (ein gutes!) Prostaglandin (Gewebshormon), das für wichtige Zellfunktionen zuständig ist. Es wirkt entzündungshemmend und verringert die Blutverklumpung, daher die Bezeichnung »gut«. Die Gamma-Linolensäure gehört ebenfalls den Omega-6-Fettsäuren an und ist dreifach ungesättigt. Sie wirkt sich positiv auf den Hormonhaushalt des Gewebes sowie auf das Immunsystem und die Wundheilung aus.

Diese drei Bereiche sind gerade für Endometriosefrauen bedeutsam. Es kommt hormonabhängig während jeder Monatsblutung an den Endometrioseherden im Unterleib zu Wunden, die verheilen müssen, wodurch das Immunsystem massiv belastet ist. Die Gamma-Linolensäure kann bei einem Defizit des Körpers, wie es auch bei Neurodermitis nachgewiesen wurde, dem Körper über das Nachtkerzenöl zugeführt werden. Bei Neurodermitis-Erkrankten kann die Gamma-Linolsäuren-Konzentration um bis zu 50 Prozent reduziert sein. Für Neurodermitis wird, wie auch für Endometriose, als mögliche Ursache neben Stress und Nahrungsmittelunverträglichkeiten (hier Eier, Milch, Zucker, Weizen) eine immunologische Überreizung vermutet. Nachtkerzenöl wird bereits erfolgreich in der Frauennaturheilkunde als Nahrungsergänzungsmittel eingesetzt und bei Störungen des weiblichen Hormonhaushaltes angewendet. Durch die östrogenartige Wirkung der Gamma-Linolensäure lassen sich Menstruationsbeschwerden und das prämenstruelle Syndrom (PMS) lindern. Auch Beschwerden in der Menopause, wie Stimmungsschwankungen und Hormontiefs, können durch Nachtkerzenöl gemildert werden.

Insgesamt hat das Nachtkerzenöl auf die psychische Verfassung und das körperliche Befinden eine stabilisierende Wirkung. Es sind bei äußerlicher Anwendung keine Nebenwirkungen bekannt. Bei innerlicher Anwendung kann es in seltenen Fällen zu Übelkeit und Kopfschmerzen kommen.

Ich habe das Nachtkerzenöl sehr gut vertragen, und Übelkeit kam nur auf, wenn ich zu wenig gegessen oder das Öl nicht zu den Mahlzeiten eingenommen hatte.

Eine Ernährungsumstellung kann keine medizinisch notwendige Behandlung ersetzen, sondern das Immunsystem unterstützen und gesundheitsfördernde Körperprozesse anregen. Vor der Einnahme von Nahrungsergänzungen sollte immer der behandelnde Arzt oder Heilpraktiker konsultiert werden, um eventuell vorliegende Unverträglichkeiten abzuklären.

Übersäuerung

»Basenfasten für Sie« von Sabine Wacker[44] brachte mir das Thema näher und weckte mein Interesse, da eine Übersäuerung des Körpers auch bei Endometriose eine Rolle spielen könnte.

Nachdem ich schmerzfrei war, begann ich, mich intensiver mit sauren, neutralen und basischen Nahrungsmitteln auseinanderzusetzen. Denn ich hatte gelesen, dass der übersäuerte Körper seinen Geweben Mineralstoffe entzieht, wodurch es zu Mineralstoffdefiziten im Organismus kommen kann. Die zusätzliche Einnahme von Mineralstoffen bringt aber kaum etwas, solange der Organismus übersäuert bleibt. Erst eine gründliche Entschlackung des Körpers bewirkt, dass die notwendigen Stoffe wieder aufgenommen werden.[45,46] Neben körperlicher Überanstrengung führen auch Schlafmangel, Stress und ständige psychische Überforderung zur Übersäuerung des Körpers.

Als Endometriosepatientin erkannte ich mich in dieser Beschreibung wieder. Die Schmerzen und die dadurch verursachten Schlafstörungen während der Periode hatten mich jeden Monat viel Energie gekostet. Häufig hatte ich bereits eine Woche vor Beginn der Periode Angst vor den Schmerzen, war unruhig, nervös und gereizt – kurz, ich war massiv gestresst. Und meist brauchte ich gut eine Woche nach der Blutung, um mich von diesem Stress zu erholen.

Dr. med. Eva-Maria Kraske weist darauf hin, dass Menschen, die unter chronischen Schmerzen leiden, durch diese Schmerzen massivem Stress ausgesetzt sein können. Der Stress steigert die Schmerzempfindlichkeit und übersäuert den Körper.[47] Ein Teufelskreis entsteht. Der Ausgleich des Säure-Basen-Haushaltes soll neben anderen Therapien diesen Teufelskreis zu durchbrechen helfen.

Durch meinen Verzicht auf Weizen und Kaffee wirkte ich der Übersäuerung meines Körpers bereits entgegen. Empfohlen wird, die Säurezufuhr zu Beginn der Therapie so stark wie möglich einzuschränken oder besser sogar für eine bestimmte Zeit auf saure und säuerebildende Nahrungsmittel ganz zu verzichten, wobei ein strenger Verzicht nicht zu lange durchgeführt werden darf, weil eine rein basische Ernährung auf die Dauer zu einseitig ist![48]

Zu den sauren Nahrungsmitteln zählen:
Fisch und Fleisch, Weizen, Gerste, Hafer, Mais, Reis, Alkohol, Limonaden, Kaffee, Schwarztee (kurz gezogen: < 4 Minuten), Mine-

ralwasser mit Kohlensäure, Milch (außer Frischmilch), Sahne (außer frischer Sahne), Käse, Quark, Dickmilch, Crème fraîche, Erdnüsse, Leinsamen, Sesam, Artischocken, Linsen, Rosenkohl, getrocknete Erbsen und Gemüsekonserven.

Als neutrale Nahrungsmittel gelten:
Amarant, Cornflakes ohne Zucker, Grünkern, Hirse, Schrotbrot, Vollkornbrot, Vollkornprodukte, Vollkornreis, Getreidekaffee, Kefir, Süßrahmbutter, Vollei, frische Sahne, Cashewkerne, Maronen, Walnüsse, Pistazienkerne, Tomaten, Zwiebeln, Champignons, Wirsingkohl, Rotkohl, Grünkohl, Paprika, Spinat, Feldsalat und grüne Erbsen.

Zu den basischen Nahrungsmitteln zählen:
Buchweizen, Sojamehl, Schwarztee (lang gezogen: > 4 Minuten), Kräutertee, stilles Mineralwasser (ganz ohne Kohlensäure), Obst (auch Grapefruit und Zitronen), Sojamilch, Molke, Frischmilch, Buttermilch, Eigelb, Haselnüsse, Sonnenblumenkerne, Mandeln, Kürbiskerne und Gemüsesorten, die oben nicht erwähnt sind.[49]

Wenn Sie bei der Überprüfung Ihrer Essgewohnheiten feststellen, dass die Hauptbestandteile Ihrer Ernährung zur Kategorie der sauren Nahrungsmittel gehören, können Sie einer Übersäuerung des Körpers entgegenwirken, indem Sie beispielsweise von kohlensäurehaltigem auf stilles Mineralwasser wechseln, den Fleisch- und Brotkonsum reduzieren und versuchen, Ihre Mahlzeiten so auszurichten, dass Sie morgens sauer, mittags neutral und abends basisch-mineralisierend essen.

Entsprechend den Empfehlungen habe ich täglich einen Liter Tee zur Entschlackung getrunken und, lange nach Beendigung der kurmäßigen Anwendung von Nahrungsergänzungen, basisch wirkende Mineralstoffe eingenommen, die für die Neutralisierung der Säuren und den Abtransport der Schlacken notwendig sind.[50] Die basischen Salze habe ich zusätzlich zur Reinigung beim Duschen als sanftes Körper-Peeling eingesetzt oder sie aufgelöst als Lauge auf dem Körper verteilt und zur Entschlackung über die Haut für Fuß- und Vollbäder genutzt. Sichtbare Veränderungen traten an der Haut auf, die am ganzen Körper zarter wurde.

Trotz Fehler zum Erfolg

Auf Gewohnheiten und Altbewährtes zu verzichten, fällt nie leicht. In den ersten beiden Monaten war deshalb auch meine weizenfreie Ernährung noch sehr inkonsequent. Aber ich verzichtete auf sichtbaren Weizen, also auf weizenhaltiges Brot und weizenhaltige Nudeln. Und es lohnte sich. Bereits in den ersten beiden Versuchsmonaten musste ich nur noch an zwei anstatt an fünf aufeinanderfolgenden Tagen der Periode Schmerzmittel einnehmen. Das war doch was. Mein Körper reagierte. Ich befand mich auf dem richtigen Weg. Für mich ein toller Erfolg, der mich auf Dauer schon zufriedengestellt hätte. Durch die Reduzierung der Schmerzmittel war ich hoch motiviert und darüber sehr glücklich. Der Erfolg bestärkte mich, weiterzumachen und noch konsequenter auf Weizen zu verzichten, was mir nicht allzu schwer fiel, da mein Körper mich mit milderen und verkürzten Schmerzphasen belohnte. Trotz der Anfangsschwierigkeiten war die Umstellung relativ einfach gewesen, und ich fühlte mich gut – so gut wie lange nicht mehr.

Damit mir der Verzicht auf meine Lieblingsgerichte nicht allzu schwer fiel, sammelte ich nach und nach Rezepte für die Gerichte, die ich sehr vermisste, so auch für Lukomades. Dadurch konnte ich nach einiger Zeit alles essen, woran mein Herz hing. Nur für Tiramisu fand ich bisher noch keine Löffelbiskuits aus Dinkelmehl. Aber Mangel macht bekanntlich erfinderisch. Deshalb habe ich mir dazu etwas anderes einfallen lassen (siehe Rezeptteil).

Auch heute noch prüfe ich bei jedem Produkt, das ich nicht kenne, die Inhaltsangaben. Insgesamt hielt ich mich für fünf Monate ganz streng an weizenfreie Kost. Dabei sind die beiden ersten Monate, in denen mir noch Fehler unterliefen, nicht berücksichtigt. Danach fing ich vorsichtig und versuchsweise wieder an, kleine Portionen Weizen zu essen – mal ein Stück Baguette, mal ein Stück Kuchen. Allerdings esse ich nur dann Weizenprodukte, wenn sich mir keine Alternativen bieten.

Es kann also schon ausreichend sein, nur vorübergehend für einige Monate streng konsequent auf Weizen zu verzichten, um schmerzfrei zu werden.

Weizenfreie Koch-Ideen

Zum Frühstück

Zur Förderung der Verdauung und zur Entgiftung der Leber empfiehlt es sich, in der ersten Woche zum Frühstück ein Glas Pflaumen- oder Karottensaft und Tee zu trinken!

Folgende Getränke stehen zum Frühstück zur Auswahl:

- Pflaumensaft (fördert die Verdauung, hilft bei Verstopfung)
- Karottensaft (entgiftet die Leber)
- Kräutertees: Pfefferminze, Fenchel, gemischte Kräuter

Hummus

125 g gekochte Kichererbsen aus der Dose oder dem Glas (alternativ: getrocknete Kichererbsen)
1 Zwiebel
3 Knoblauchzehen
1 EL Öl
25 g Tahinapaste (Sesampaste, gibt es im Bioladen/Reformhaus)
2 EL Joghurt
3 EL Zitronensaft
Salz

Zubereitung:
Die bereits gekochten Kichererbsen aus dem Glas durch ein Sieb abgießen und die Flüssigkeit beiseitestellen. Dann die Kichererbsen fein pürieren und Tahinapaste, Joghurt, Zitrone einrühren und mit Salz abschmecken. Die Festigkeit des Hummus nach Belieben durch Zugabe von (Koch-)Flüssigkeit bestimmen.

Zubereitung von getrockneten Kichererbsen: gut waschen, mit reichlich Wasser bedecken und über Nacht ziehen lassen. Danach die Kichererbsen unter Wasser mit den Händen gegeneinander reiben, damit sich die Schalen lösen. Diese schwimmen dann oben auf dem Wasser und werden abgeschöpft. Das Einweichwasser abgießen und aufbewahren.

Die Zwiebel und den Knoblauch schälen und klein hacken. Das Öl in einem tiefen Topf erhitzen, Zwiebel und Knoblauch darin glasig dünsten. Die Kichererbsen dazugeben und mit dem Einweichwasser gut bedecken. Kurz aufkochen lassen, und bei schwacher Hitze zwei Stunden köcheln. Dann weiter wie oben beschrieben, fein pürieren und Tahinapaste, Joghurt, Zitrone einrühren und mit Salz abschmecken.

Dazu schmecken Reiswaffeln, Roggen- oder Knäckebrot oder Haferkekse. Das Rezept reicht für mehrere Mahlzeiten aus.

Mandelmüsli

Zutaten für 1 Portion
2 EL gemahlene Mandeln
1 EL Haferkleie
1 Becher Schafsjoghurt
(Probieren Sie, schmeckt nicht nach Schaf, sondern lecker!)

Bretonische Pfannkuchen

Zutaten für 1 Portion
1 Tasse Buchweizenmehl
1 Tasse Maismehl
1 geschlagenes Ei
1 TL Butter
ca. 2 Tassen Sojamilch

Zuerst die Mehlsorten miteinander vermischen und die Sojamilch mit dem Ei verrühren. Dann das Mehl zugeben und alles zu einem Teig verrühren. Ein Drittel der Butter in einer Pfanne erhitzen. Ein Drittel des Teigs in die Pfanne geben und den Pfannkuchen auf einer Seite goldbraun und knusprig backen, dann wenden. Mit Sirup, Nussbutter oder Obst servieren. Schmeckt auch lecker als Dessert!

Griechischer Schafsjoghurt & Banane

Zutaten für 1 Portion
1 Becher Schafsjoghurt
1 Banane in Scheiben geschnitten
2 TL Haferkleie
2 TL gemahlene Mandeln

Alles gut vermischen!

Rührreier & Reiswaffeln

Zutaten für 1 Portion
2–3 Eier
2–3 Reiswaffeln
1 TL Butter oder Öl

Das Fett in einer Pfanne erhitzen, die Eier anbraten und salzen. Guten Start in den Tag!

Sojajoghurt mit Datteln, Mandeln und Banane

Zutaten für 1 Portion
1 Sojajoghurt
1 EL zerkleinerte Datteln
1 EL gemahlene Mandeln
1 Banane in Scheiben geschnitten

Alles gut vermischen!

Haferkekse oder Dinkelbrötchen mit Nussbutter

Zutaten für 1 Portion
1 EL Nussbutter (etwas teurer, aber zu empfehlen!)
Haferkekse oder Dinkelbrötchen

Für Zwischenmahlzeiten & Snacks

- Nüsse, Sonnenblumenkerne, Studentenfutter
- getrocknete Aprikosen
- Riegel aus Datteln und Feigen
- Kokos-Chips
- Rosinen und Sultaninen
- würziges Popcorn
- Haselnussbutter auf Knäckebrot
- Obst zum Nachtisch oder für zwischendurch
  Ananas, Äpfel, Bananen, Birnen, Kiwis, Melonen, Pfirsiche, getrocknete Datteln und Feigen.

Tipp: Gehackte Datteln und Feigen schmecken auch lecker im Müsli oder Joghurt.

Popcorn

Zutaten für 1 Portion
1 EL Pflanzenöl
2–3 EL Maiskörner, die für Popcorn geeignet sind
Salz, Kräutersalz oder andere Gewürze

Das Fett in einem großen Topf mit Deckel bei mittlerer Temperatur erhitzen und zwei einzelne Maiskörner hineingeben. Wenn diese aufgesprungen sind, herausnehmen und die restlichen Maiskörner in den Topf geben. Den Topf nicht zu heiß werden lassen, vom Herd nehmen und die Körner im Topf gut durchschütteln. Dann das Popcorn mit Salz, Kräutersalz oder Gewürzen nach Belieben würzen.

Suppen-Varianten

Karottensuppe

Zutaten für 4 Portionen
1 l Wasser
400 g Karotten
1 große Kartoffel
1 große Zwiebel
1 großer Apfel zum Kochen
Sellerieblätter
1–2 TL ganzkörniger Senf
1 TL Kreuzkümmel
1–2 TL gekörnte Brühe
Zitronensaft (nach Belieben)
1–2 TL gemischte Kräuter
50 g gemahlene Mandeln

Das Gemüse würfeln und im Wasser zum Kochen bringen. Den Apfel zuletzt zufügen. Nach 25 bis 30 Minuten den Topf vom Herd nehmen und ca. 5 Minuten abkühlen lassen. Senf, Brühe und Kräuter hinzugeben, mit Zitronensaft abschmecken, alles gut verrühren und pürieren oder im Mixer zerkleinern. Die Mandeln unterrühren und die Suppe wieder erhitzen, mit gehobelten Mandeln und Petersilie garnieren.

Linsensuppe

Zutaten für 4 Portionen
50 g rote Linsen
50 g getrocknete und gewaschene Aprikosen
1 große Kartoffel
1 l Gemüsebrühe
Saft einer halben Zitrone (nach Belieben)
1 TL Kreuzkümmel
2 EL gehackte Petersilie
Gewürze nach Belieben

Die Linsen und Aprikosen in einen Kochtopf geben. Die Kartoffel zerkleinern und zusammen mit der Brühe und den übrigen Zutaten hinzugeben. Alles zum Kochen bringen, 30 Minuten köcheln und danach abkühlen lassen. Alles mit einem Pürierstab oder im Mixer zerkleinern, bis die Suppe cremig ist. Danach wieder erhitzen und nach Belieben nachwürzen.

Kartoffelsuppe

Zutaten für 4 Portionen
1 kg Kartoffeln
400 g Lauch
0,7 l Sojamilch
1 TL Butter
1 TL gehackte Petersilie
Gewürze nach Geschmack

Die Kartoffeln schälen und weich kochen. Den Lauch putzen, in schmale Ringe schneiden und weich dünsten. Die Kartoffeln mit etwas Sojamilch und Butter zerdrücken, dann die restliche Milch und den Lauch zufügen, bis die Suppe schön flüssig ist. Alles erhitzen und mit Petersilie garnieren.

Kresse-Sahne-Suppe

Zutaten für 4 Portionen
1 mittlere Zwiebel
1 kleine Kartoffel
25 g Butter
1 kleine Schale Brunnenkresse
0,35 l Sojamilch
0,35 l Gemüsebrühe
Salz und Pfeffer
4 EL Sahne

Die Zwiebel und die Kartoffel schälen. Die Zwiebel in der Butter glasig dünsten und die Kartoffel und die Flüssigkeiten zugeben. Alles zum Kochen bringen und für 20 Minuten köcheln, langsam abkühlen und rühren, bis die Suppe cremig ist. Danach wieder erhitzen, würzen und die Sahne unterrühren.

Pizza

Zutaten für 4 Portionen
Für den Teig:
225 g gekochte Kartoffeln
50 g Butter
100 g Mehlmischung aus Roggen, Buchweizen und Mais
Salz und frisch gemahlener schwarzer Pfeffer

Für den Belag:
2 EL Olivenöl
225 g Zwiebeln
1 rote Paprika
1 gepresste Knoblauchzehe
3 EL Tomatenmark
50 g gefrorener Mais
1 TL Oregano
2 TL Zitronensaft
Salz, frisch gemahlener schwarzer Pfeffer
200 g Feta oder Mozzarella

Die Kartoffeln weich kochen, schälen, mit der Butter zu einem Brei zerdrücken und auskühlen lassen. Das Mehl sowie Pfeffer und Salz zufügen und zu einem Teig verkneten. Den Teig auf einem gefetteten runden Pizzablech (Ø 25 cm) zu einem Boden ausrollen. Das Olivenöl in einer Pfanne erhitzen und die Zwiebeln, den Knoblauch und die Paprika für 5 Minuten anbraten. Mais, Oregano und Zitronensaft hinzugeben und mit Salz und Pfeffer würzen. Das

Tomatenmark auf dem Pizzaboden und darauf die Zwiebel-Paprika-Mischung verteilen. Darüber den Käse streuen und bei 200 Grad ca. 45 bis 60 Minuten backen.

Und wenn es schnell gehen soll: Fertige Tomatensoße aus dem Bioladen nach Belieben verwenden.

Putenschnitzel mit Gemüse und Reis

Zutaten für 1 Portion
1 Putenschnitzel
1 El Öl
je eine Handvoll Brokkoli und Karotten
½ Tasse Vollkornreis

Den Vollkornreis in Salzwasser garen. Das Gemüse putzen und klein schneiden, in wenig Salzwasser nicht zu weich garen. Das Öl in einer Pfanne erhitzen und darin das Fleisch anbraten.

Makrele, Kartoffeln & Salat

Zutaten für 1 Portion
1 Makrele (geräuchert oder roh)
3–4 Kartoffeln
Salatblätter, Tomaten, Karotten
1 EL Joghurt
1 EL Pflanzenöl
½ EL Essig
½ gehackte Zwiebel
½ gepresste Knoblauchzehe oder Knoblauchgranulat
Salz und Pfeffer
frische oder getrocknete Salatkräuter

Je nach Vorliebe die geräucherte Makrele kalt anrichten oder die rohe Makrele im Backofen in Alufolie 20 Minuten dünsten. Die Kartoffeln in Salzwasser garen. Joghurt, Öl und Essig mit Zwiebel, Knoblauch und Kräutern zu einer Salatsauce verrühren, mit Salz und Pfeffer abschmecken. Den gemischten Salat aus Salatblättern, Tomaten und Karotten nach Wunsch anrichten.

Hähnchenbrust

Zutaten für 1 Portion
1 Hähnchenbrust
2 EL Öl
grüne Bohnen
Pfeffer, Salz
3–4 Pellkartoffeln

Die Kartoffeln mit Schale in Salzwasser garen. Die Bohnen in einer Pfanne mit einem Esslöffel Öl erhitzen und mit Pfeffer und Salz würzen. Die Hähnchenbrust in einer zweiten Pfanne mit einem Esslöffel Öl anbraten.

Lachs mit Gemüse

Zutaten für 1 Portion
1 Lachsfilet
1 EL Öl oder Frischkäse mit Kräutern
Mais (aus der Tiefkühltruhe)
1 TL Butter
Salz
3–4 Kartoffeln

Das Lachsfilet mit einem halben Esslöffel Öl oder Frischkäse in Alufolie einwickeln und im Backofen 20 Minuten garen. Die Kartoffeln schälen und in Salzwasser garen. Den Mais in einer Pfanne mit einem halben Esslöffel Öl erhitzen, gegen Ende die Butter zugeben. Mit Salz abschmecken.

Schweinekotelett mit Kartoffeln und Rotkohl

Zutaten für 1 Portion
1 Schweinekotelett
½ EL Öl
kleine Portion Rotkohl (aus der Konserve oder Tiefkühltruhe)
3–4 Kartoffeln

Die geschälten Kartoffeln in Salzwasser garen. Den Rotkohl in einem Topf erhitzen. Das Schweinekotelett mit einem halben Esslöffel Öl in einer Pfanne anbraten.

Abendbrot oder Mittagessen für Berufstätige

Aufgrund meiner Berufstätigkeit aß ich die Hauptmahlzeit am Abend. Die Suppen-Variationen eignen sich sehr gut als Mittagsmahlzeit am Arbeitsplatz.

Dinkelbrot mit pflanzlichem Brotaufstrich & Gemüse

Zutaten für 1 Portion
1–2 EL pflanzlicher Brotaufstrich
1–2 Scheiben Dinkelbrot
1 rote und 1 gelbe Paprika

Tomatensalat mit Mozzarella & Roggenbrötchen

Zutaten für 1 Portion
3–4 Tomaten
1 Mozzarella
Balsamico-Essig
Olivenöl
Pfeffer, Salz
Basilikum (frisch oder gefroren)
1–2 Roggenbrötchen

Die Tomaten in Scheiben schneiden und den Mozzarella würfeln. Essig und Öl zufügen, mit Pfeffer und Salz abschmecken und mit Basilikum garnieren.

Fruchtiger Nudelsalat (fleischlos) mit Vollkornbrot

Zutaten für 1 Portion
250 g Dinkelnudeln
3 EL Ananas (Konserve)
Kleine Dose Pilze (Konserve)
3 EL klein geschnittener Spargel (frisch gegart oder Konserve)
3 saure Gurken
2–3 EL Gurkensud
3 EL Mandarinen (Konserve)
1–2 EL Frischkäse
Frisch gemahlener schwarzer Pfeffer und Salz
1–2 Scheiben Vollkornbrot (ohne Weizen)

Die Nudeln bissfest garen, das Obst und Gemüse klein schneiden. Aus Frischkäse und Gurkensud eine Sauce anrühren, mit Pfeffer und Salz abschmecken. Alles vermischen.

Italienischer Nudelsalat

Zutaten für 2 Portionen
500 g Dinkelnudeln
6 EL Mayonnaise
6 EL Joghurt
2 TL Mozarella-Tomaten-Salz
3–4 saure Gurken
Kleine Dose Erbsen und Karotten
Kleine Dose Mais
1 Dose Tunfisch im eigenen Saft oder 1 Cabanossi
Frisch gemahlener Pfeffer

Die Nudeln bissfest garen. Karotten, Gurken und ggf. Cabanossi klein schneiden. Den Tunfisch zerteilen. Aus Joghurt, Mayonnaise und Gurkensud eine Sauce anrühren, mit Pfeffer und Tomatensalz abschmecken. Alles vermischen.

Elsässischer Dinkel-Flammkuchen

Zutaten für 3 bis 4 Flammkuchen bzw. 4 bis 6 Portionen
Tipp: Lässt sich gut einfrieren und schnell aufbacken!

Für den Teig:
300 g Dinkelmehl (Typ 630, entspricht üblichem Haushaltsmehl)
20 g Hefe
6 EL lauwarmes Wasser
1 Prise Zucker
90 ml lauwarme Milch
Salz
2 EL Öl

Für den Belag:
10 Scheiben oder ca. 200 g gewürfelter Räucherspeck
3 Zwiebeln
500 g Crème fraîche
Frisch gemahlener weißer Pfeffer

Für den Teig das Mehl in eine Schüssel sieben, in die Mitte eine Mulde drücken. Die Hefe in die Mulde bröckeln und mit dem Zucker und 3 Esslöffeln lauwarmem Wasser anrühren. Die Hefe zugedeckt bei Zimmertemperatur ca. 15 Minuten gehen lassen. Weitere 3 Esslöffel lauwarmes Wasser, die lauwarme Milch und das Salz zugeben, alles etwa 5 Minuten kräftig kneten. Den Teig zugedeckt bei Zimmertemperatur nochmals eine Stunde gehen lassen, bis er sich verdoppelt hat. Für den Belag den Speck fein würfeln und die Zwiebel in feine Scheiben schneiden. Den Speck unter Rühren glasig anbraten. Die Zwiebel dazugeben und ebenso glasig braten. Den Teig vor der weiteren Verarbeitung nochmals durchkneten und in drei bis vier Stücke für drei bis vier Flammkuchen teilen. Den Teig auf einem mit

Mehl bestäubten Untergrund dünn ausrollen, bis er etwa die Größe des Backblechs oder Pizzablechs hat. Den Backofen auf 250 Grad vorheizen. Das Back- oder Pizzablech einfetten oder mit Backpapier auslegen und den ausgerollten Teig darauflegen. Die Speck-Zwiebel-Mischung mit der Crème fraîche verrühren, mit Salz und Pfeffer abschmecken und ein Drittel bzw. ein Viertel der Menge auf dem Teig dünn verstreichen. Die Flammkuchen im heißen Ofen auf mittlerer Stufe etwa 8 bis 10 Minuten leicht bräunen. Kann je nach Ofen schneller gehen, am besten beobachten. Auf einem Holzbrett in 6 bis 8 Stücke schneiden und heiß servieren. Dazu schmeckt Blattsalat.

Vegetarischer Dinkel-Flammkuchen gratiniert

Zutaten für 4 bis 6 Portionen
Zutaten und Zubereitung des Teiges wie im Rezept Elsässischer Dinkel-Flammkuchen.

Zutaten für den Belag:
100 g frische Champignons
4 Zwiebeln
1 Stange Lauch
2 Knoblauchzehen
500 g Crème fraîche
3 EL Öl
200 g geriebener herzhafter Schweizer Käse
Salz
frisch gemahlener Pfeffer

Champignons, Zwiebeln und Lauch putzen und in dünne Scheiben schneiden. Das Öl in einer Pfanne erhitzen und das Gemüse darin ca. 5 Minuten dünsten. Das Gemüse auskühlen lassen, die Crème fraîche unterrühren, mit Salz und Pfeffer abschmecken, die Knoblauchzehen gehobelt oder gepresst dazugeben. Dann ein Drittel bzw. ein Viertel der Menge auf dem Teig dünn verstreichen und mit Käse bestreuen. Die Flammkuchen im heißen Ofen auf mittlerer Stufe etwa 8 bis 10 Minuten leicht bräunen. Kann je nach Ofen schneller gehen, am besten beobachten. Auf einem Holzbrett in 6 bis 8 Stücke schneiden und heiß servieren.

Zwei schnelle Fischgerichte für die Zufuhr ungesättigter Fettsäuren

Schneller roter Fisch

Zutaten für 1 Portion:
1–2 Stück Fischfilet
4 EL gewürzte Tomatensauce (aus dem Glas)
Mischgemüse (z. B. Karotten, Lauch, Paprika, Brokkoli, Mais, auch aus der Tiefkühltruhe)
Kräuter
1 Prise gemahlener Kreuzkümmel
1–2 EL Olivenöl
Pfeffer und Salz

Das Öl bei mittlerer Hitze in einer Pfanne erhitzen, den Fisch und das Gemüse hineingeben und bei geschlossenem Deckel ca. 10 Minuten dünsten. Die Tomatensauce dazugeben, den Fisch nach Wunsch mit einem kantigen Kochlöffel in Happen zerteilen, alles miteinander mischen, mit Kräutern, Kreuzkümmel, Pfeffer und Salz abschmecken.

Passt gut zu Kartoffeln oder Nudeln, schmeckt aber auch so.

Schneller weißer Fisch

Zutaten für 1 Person:
1–2 Stück Fischfilet
4 EL Crème fraîche
Mischgemüse aus der Tiefkühltruhe (z. B. Karotten, Erbsen, Brokkoli, Mais)
Kräuter
½ Brühwürfel (aus dem Bioladen oder Reformhaus, ohne Geschmacksverstärker)
1–2 EL Olivenöl
Pfeffer und Salz

Das Öl bei mittlerer Hitze in einer Pfanne erhitzen, den Fisch und das Gemüse hineingeben und bei geschlossenem Deckel ca. 7 bis 10 Minuten dünsten. Die Crème fraîche dazugeben, den Fisch nach Wunsch mit einem kantigen Kochlöffel in Happen zerteilen, alles miteinander mischen, mit Kräutern, Pfeffer und Salz abschmecken.

Weizenhaltige Desserts weizenfrei zubereitet

Obwohl in der ersten Zeit der Ernährungsumstellung so gut wie möglich auf Zucker verzichtet werden sollte, gehören nach meiner Meinung Desserts zu einem schönen Essen dazu – nicht immer, aber wenn, dann mit Genuss. Mit den folgenden Rezeptideen möchte ich zeigen, dass herkömmliche Gerichte mit Weizenmehl sehr leicht in eine weizenfreie Mahlzeit verwandelt werden können.

Lukomades (griechische Hefekugeln)

Zutaten für ca. 30 Kugeln (2 bis 3 Portionen)

Für den Teig:
250 g Dinkelmehl
150 ml lauwarmes Wasser
15 g Hefe
1 TL Zimt
2 Prisen Salz
Frittierfett

Für die Honigsoße:
200 g Honig
250 ml Wasser
2 EL Zucker
1 Messerspitze Zimt oder kleines Stück einer Zimtstange
Zitronensaft

Die Hefe in der Hälfte des lauwarmen Wassers auflösen, Mehl in eine Schüssel geben, eine Mulde in das Mehl drücken und die aufgelöste Hefe zufügen. Das Salz und das restliche Wasser vorsichtig zugießen und die Zutaten zu einem dickflüssigen Teig verkneten. Den Teig an einem warmen Ort mindestens eine Stunde gehen lassen. In der Zwischenzeit Honig, Wasser, Zucker und Zimt etwa 5 Minuten in einem Topf köcheln lassen, mit Zitronensaft abschmecken, danach zur Seite stellen. Bildet der Teig Blasen und hat die doppelte Menge erreicht, das Fett in der Fritteuse erhitzen. Mit einem in kaltes Wasser getauchten Esslöffel Teig aufnehmen und mithilfe eines zweiten Esslöffels die Kugeln in das Fett geben und goldbraun ausbacken.

Der Koch unseres griechischen Restaurants hat mir verraten, dass er zuerst die Hefe 15 Minuten und dann nochmals den fertigen Teig bis zu sechs Stunden gehen lässt. Je länger der Teig geht, desto lockerer werden die Kugeln. Außerdem formt er die Teigkugeln, indem er den Teig in die Hand nimmt und zwischen Daumen und Zeigefinger aus der Faust herausdrückt. Die heißen Lukomades mit der Honigsoße begießen und mit gemahlenem Zimt bestreut warm servieren.

Tiramisu

Am Vortag zubereiten!
Zutaten für 4 bis 6 Portionen

Für den Dinkel-Biskuitteig:
2 Eier
50 g Zucker
½ Päckchen Vanillezucker
50 g Dinkelmehl (Typ 630, entspricht dem üblichen Haushalts-mehl)
1 Messerspitze Backpulver
Für das Backblech Backpapier und Butter

Für die Creme:
2 Eigelb
150 g Zucker
4 EL Amaretto
50 g zartbittere Schokolade
500 g Mascarpone
200 g Schlagsahne
½ l starker Espresso
Kakaopulver zum Bestäuben

Anstelle der Löffelbiskuits wird ein Dinkel-Biskuitboden gebacken.
Dazu Eigelb und Eiweiß trennen. Das Eiweiß mit einem Drittel des Zuckers und dem Vanillezucker zu sehr steifem Schnee schlagen. Das Eigelb mit dem restlichen Zucker schaumig rühren. Den Eischnee auf die Eicreme geben. Das Dinkelmehl mit dem Backpulver mischen und über die Eimasse sieben. Alles vorsichtig miteinander vermengen. Ein kleines Backblech oder eine Tortenbodenform mit der Butter einfetten und mit Backpapier auslegen. Den Backofen auf 200 Grad

vorheizen. Das Backpapier ggf. an der offenen Seite des Blechs hoch-knicken, sodass ein Rand entsteht und der Teig nicht herunterläuft. Den Teig einen Zentimeter dick auf der Backform verteilen und auf der mittleren Schiene ca. 10 Minuten backen. Den Biskuitboden sofort nach dem Backen auf ein mit Zucker bestreutes Geschirrtuch stürzen, das Backpapier mit kaltem Wasser bestreichen und vorsich-tig, aber schnell vom Teig abziehen. Den Biskuitboden auskühlen lassen und entsprechend der weiteren Verarbeitung zuschneiden. Das Tiramisu kann in einzelne Dessertgläser oder in eine Auflaufform geschichtet werden. Für die Zubereitung in Gläsern pro Portion zwei Kreise mit dem Glas aus dem Teig ausstechen, ggf. mit einem Messer ausschneiden. Für die Zubereitung in der Auflaufform Biskuitstreifen in der Größe der Auflaufform zuschneiden, die etwa so dick sind wie Löffelbiskuits.

Zubereitung der Mascarponecreme:

Vorsicht! Besser erst probieren, wenn das Tiramisu geschichtet ist, sonst könnte die Creme nicht ausreichen.

Die Schlagsahne steif schlagen und zur Seite stellen. Dann das Ei-gelb zusammen mit dem Zucker und dem Amaretto schaumig rühren, bis sich der Zucker gelöst hat. Die Schokolade grob raspeln und mit dem Mascarpone in die Eimasse rühren. Die Sahne unterheben. Den Biskuitteig in den Espresso tauchen und im Wechsel mit der Mascar-ponecreme aufschichten oder eine Auflaufform damit auslegen. Die Hälfte der Mascarponecreme darüber verteilen, dann mit einer zwei-ten Schicht Biskuitteig bedecken und darüber die restliche Creme verteilen. Über Nacht zugedeckt im Kühlschrank ziehen lassen.

Vor dem Servieren das Tiramisu dick mit Kakaopulver bestäuben. Lecker!

Waffeln

Zutaten für ca. 8 Waffeln
4 Eiweiß
125 g Butter
1 EL Zucker
4 Eigelb
250 g Dinkelmehl (Typ 630, entspricht dem üblichen Haushalts-
mehl)
1 l Milch
1 Prise Salz
geriebene Schale einer halben unbehandelten Zitrone

Das Eiweiß steif schlagen. Die Butter mit dem Zucker und dem
Eigelb schaumig rühren. Abwechselnd das Mehl und die Milch
dazugeben und gut verrühren. Eischnee, Salz und Zitronenschale
unter den Teig heben. Das Waffeleisen aufheizen und einölen. Dann
Waffeln backen und heiß mit Kirschen, Puderzucker und Vanillesoße
genießen.

Schlusswort

Ich hoffe, mir ist es mit diesem Buch gelungen, Sie zu einer Ernährungsumstellung zu motivieren. Der erste Schritt ist immer der wichtigste, und meiner Erfahrung nach ist es der Verzicht auf Weizen. Die Rückmeldungen von anderen Endometriosefrauen bestätigen, dass sich eine Schmerzlinderung bis hin zur völligen Schmerzfreiheit bereits einstellen kann, wenn lediglich auf Weizen verzichtet wird und Stressfaktoren abgebaut werden. Ich möchte Sie deshalb bestärken, diesen ersten Schritt zu gehen, und wünsche allen Endometriosefrauen, dass sie ihr Leben schmerzfrei genießen und ihre Lebensziele verwirklichen können. Uns allen wünsche ich, dass Endometriose in naher Zukunft geheilt werden kann.

Nicole v. Hoerschelmann
www.nicolevonhoerschelmann.de

Hilfreiche Adressen

Endometriose-Vereinigung Deutschland e. V.
Bernhard-Göring-Str. 152, 04277 Leipzig, Fon: 0341 3065304
www.endometriose-vereinigung.de

Europäische Endometriose Liga (EEL) www.endometriose-liga.eu
Zentrale der Endometriose-Selbsthilfegruppen Österreich
www.endometriose-wien.at
Dachverband der Endometriose-Selbsthilfegruppen Schweiz
www.endofemme.ch

Bundesverband der Frauengesundheitszentren e. V.
Kasseler Str. 1a, 60486 Frankfurt/M., Fon: 069 36609217
www.frauengesundheitszentren.de

Frauengesundheitszentren in Österreich
FGZ Graz: www.fgz.co.at
FGZ Kärnten: www.fgz-kaernten.at/
FGZ Linz: www.fgz-linz.at/
FGZ ISIS Salzburg: www.frauengesundheitszentrum-isis.at/

Qualitätsgeprüfte Patienteninformationen:

www.patienten-information.de
Serviceseite der Bundesärztekammer und
der Kassenärztlichen Bundesvereinigung

www.frauengesundheitsportal.de
Serviceseite der Bundeszentrale für gesundheitliche Aufklärung

Quellenverzeichnis

[1] Shepperson Mills D, Vernon M (2002) A Key To Healing And Fertility Through Nutrition. London, Thorsons

[2] Information der 14. Jahrestagung der Endometriose-Vereinigung Deutschland e.V. (März 2010)

[3] Schweppe K-W, Wesen und Entstehung der Endometriose. In: Engelsing MA, Keckstein J (Hrsg.), Niehues Ch, Römer A, Tinneberg H-R, Wolf J (2010) Endometriose – Die verkannte Frauenkrankheit. Würzburg, Diametric

[4] Sillem M (2003) Endometriose, gutartig, aber gemein. Stuttgart, Trias

[5] Gerhard I, Kiechle M (2006) Gynäkologie integrativ: konventionelle und komplementäre Therapie. München, Elsevier, Urban & Fischer

[6] Sillem M (2003) Endometriose, gutartig, aber gemein. Stuttgart, Trias

[7] Deutsche Gesellschaft für Gynäkologie und Geburtshilfe (DGGG) und Arbeitsgemeinschaft für Gynäkologische Endoskopie e.V. (AGE) (Stand 9/2010). S1-Leitlinie Diagnostik und Therapie der Endometriose. Arbeitsgemeinschaft der Wissenschaftlichen Medizinischen Fachgesellschaften (AWMF). Internet.

[8] Gerhard I, Kiechle M (2006) Gynäkologie integrativ: konventionelle und komplementäre Therapie. München, Elsevier, Urban & Fischer

[9] Schweppe K-W: Wesen und Entstehung der Endometriose. In: Engelsing MA, Keckstein J (Hrsg.), Niehues Ch, Römer A, Tinneberg H-R, Wolf J (2010) Endometriose – Die verkannte Frauenkrankheit. Würzburg, Diametric

[10] Schweppe K-W: Wesen und Entstehung der Endometriose. In: Engelsing MA, Keckstein J (Hrsg.), Niehues Ch, Römer A, Tinneberg H-R, Wolf J (2010) Endometriose – Die verkannte Frauenkrankheit. Würzburg, Diametric

[11] Leyendecker G: Die Bedeutung der Uterusmuskulatur. In: Engelsing MA, Keckstein J (Hrsg.), Niehues Ch, Römer A, Tinneberg H-R, Wolf J (2010) Endometriose – Die verkannte Frauenkrankheit. Würzburg, Diametric

[12] Urdl W (2006) Der derzeitige Stand der konservativen Therapie der Endometriose. Journal für Reproduktionsmedizin und Endokrinologie 3, 24–30

[13] Steck T, Felberbaum R., Küpker W, Brucker C, Finas D (2004) Endometriose. Berlin, Springer

[14] Gerhard I, Kiechle M (2006) Gynäkologie integrativ: konventionelle und komplementäre Therapie. München, Elsevier, Urban & Fischer

[15] Urdl W (2006). Der derzeitige Stand der konservativen Therapie der Endometriose. Journal für Reproduktionsmedizin und Endokrinologie 3, 24–30.

[16] Steck T, Felberbaum R., Küpker W, Brucker C, Finas D (2004) Endometriose. Berlin, Springer

[17] Wieser F, Wenzl R, Taylor RN, Diedrich K, Hornung D (2004) Genetik der Endometriose. Der Gynäkologe 37, 676–680.

[18] Schantz M (2003) Klassisch-Homöopathische Therapie bei Endometriose. Eine prospektive Studie. Essen, KVC

[19] Schröder M (1997) Endometriose – Verstehen und Verändern. Fem. Frauengesundheitszentrum e.V. (Hrg.) 67–87, Berlin, Sporkhorst.

[20] Schul- und Komplementärmedizin (2007) Miteinander statt nebeneinander. Deutsches Ärzteblatt 104, 46.

[21] www.endometriose-vereinigung.de

[22] www.endometriose-liga.eu

[23] www.endometriose-sef.de

[24] Butler DS, Moseley LG (2009) Schmerzen verstehen. Heidelberg, Springer

[25] Flor H (2003) Chronische Schmerzsyndrome. Ehlert U (Hrsg.) Verhaltensmedizin 183–223, Berlin, Springer

[26] Fauconnier A, Chapron C (2005) Endometriosis and pelvic pain: epidemiological evidence of the relationship and implications. Human Reproductions Update, 11 (6,) 595–606.

[27] Flor H (2003) Chronische Schmerzsyndrome. Ehlert U (Hrsg.) Verhaltensmedizin 183–223, Berlin, Springer

[28] Hasenbring M, Pfingsten M (2007) Psychologische Mechanismen der Chronifizierung – Konsequenzen für die Prävention. In: Kröner-Herwig B, Frettlöh J, Klinger R, Nilges P (Hrsg.) Schmerzpsychotherapie (6. Auflage), 103–122, Heidelberg, Springer

[29] Antonovsky A (1979) Health, stress, and coping. San Francisco, Jossey-Bass

[30] Selye H (1981) Geschichte und Grundzüge des Stresskonzeptes. In: Nitsch J R (Hrsg.) Stress. Theorien, Untersuchungen, Maßnahmen 163–187, Bern, Huber.

[31] Shepperson Mills D, Vernon M (2002) A Key To Healing And Fertility Through Nutrition. London, Thorsons

[32] Gerhard I, Kiechle M (2006) Gynäkologie integrativ: konventionelle und komplementäre Therapie. München, Elsevier, Urban & Fischer

[33] www.EndometriosisAssn.org

[34] Ballweg ML (2005) Selected food intake and risk of endometriosis. Human Reproduction 20 (1), European Society of Human Reproduction and Embryology, 312–313

[35] Wieser F, Wenzl R, Taylor RN, Diedrich K, Hornung D (2004) Genetik der Endometriose. Der Gynäkologe 37, 676–680.

[36] www.profil.iva.de/html/text.php?id=245&rubid=4, vom 22.07.2004 (Stand 10/2007)

[37] Weinschenk S (2004) Endometriose, Dysmenorrhoe, Sterilität und vegetatives Nervensystem. EHK; 53, 1–9

[38] www.dge.de

[39] www.dge.de (Stand 10/07)

[40] im Jahr 2000 erstmals gemeinsam durch die Gesellschaften für Ernährung in Deutschland (DGE), Österreich (ÖGE) und der Schweiz (SGE und SVE) erstellt

[41] Berner H-G (1999) An vollen Töpfen verhungern: Warum Vollwerternährung leider nicht mehr reicht, Kiel, Norddruck Neumann

[42] Bezugsquelle kann bei der Autorin erfragt werden: nvh@gmx.de

[43] BUND für Umwelt und Naturschutz http://www.bund.net.

[44] Wacker S (2005) Basenfasten für Sie: Schluss mit PMS. Straffes Bindegewebe. Gesund durch die Wechseljahre. Haug Sachbuch

[45] Vasey CH (2005) Das Säure-Basen-Gleichgewicht. München, Knaur Ratgeber

[46] Jentschura P, Lohkämpfer J (2005) Gesundheit durch Entschlackung. Münster, Verlag Peter Jentschura

[47] Kraske E-M (2006) Säure-Basen-Balance für Körper und Seele. München, Gräfe und Unzer

[48] Vasey CH (2005) Das Säure-Basen-Gleichgewicht. München, Knaur Ratgeber

[49] Kraske E-M (2006) Säure-Basen-Balance für Körper und Seele. München, Gräfe und Unzer

[50] Jentschura P, Lohkämpfer J (2005) Gesundheit durch Entschlackung. Münster, Verlag Peter Jentschura

Sachregister

Immunsystem, -zellen 14 f, 16, 20, 45 f, 67, 75-77, 93, 95-96
Implantationstheorie 20
Industrieverband Agrar e.V. 78
Infekte 47
Ingwer 75
Insulin 92
International Association for the Study of Pain (IASP) 35
Joghurt (Schafs- und Soja-) 86, 87, 102 f, 103, 104 f, 105, 106, 113 f, 117 f
Juckreiz 75
Kaffee, -konsum 57, 63, 81 f, 84, 86 f, 98 f, 99
Kälte 39, 54
Karotten, -Saft, -suppe 101 f, 107 f, 112, 113 f, 117 f, 120 f
Kartoffel, -suppe, -chips, -teig 83, 87, 88, 107-115, 121
Käse 74, 86, 99, 112, 114 f, 116, 117, 119, 120
Kefir 99
Ketchup 88
Kichererbsen 102 f
Kinderwunsch, -patientinnen 17, 26 f, 35, 93
Klassische Homöopathie 30, 31 f, 78
Knäckebrot 83, 102, 106
Knoblauch 102 f, 111 f, 113 f, 119, 120
Kohlensäure 99 f
Komplementäre Therapie 30-31, 129-130
Konflikte 49, 53, 54
Kontraktionen (Muskulatur) 75
Kopfschmerzen 79, 97
Körpereigene Schmerzmittel 44-45, 48, 58
Körper-Peeling 100
Körperreisen, -therapien 30, 31, 56
Körperzellen 92
Kosmetika 22, 96
Krämpfe 10, 41 f, 92
Krankenkasse 31
Kräuter, -medizin, -tee 30, 31, 78, 86, 99, 101 f, 107 f, 113 f, 114, 120, 121 f
Krebs 19 f
Kreuzkümmel 107, 108, 120, 121
Kuchen 78, 81, 83 f, 101, 103 f, 118-120
Künstliche Hormone, -Vitamine 78, 90 f, 94
Kupfer 92 f
Lachclubs, -yoga 53, 59 f, 66
Lachs, -öl 94-95, 114 f
Laktose, -intoleranzen 75

Literaturempfehlungen

Antonovsky, Aaron; Franke, Alexa (1997) Salutogenese: Zur Entmystifizierung der Gesundheit. Dgvt

Becherer, Ewald; Schindler, Adolf (2010) Endometriose, Rat und Hilfe für Betroffene, Kohlhammer

Berckhan, Barbara (2008); Sanfte Selbstbehauptung. Goldmann

Butler, S. David; Moseley, G. Lorimer (2010) ; Schmerzen verstehen. Springer

Cousins, Norman (2008); Der Arzt in uns selbst: Wie Sie Ihre Selbstheilungskräfte aktivieren können. Schirner

Finzel, Susanne; Reinke, Cornelius (2007); Ernährung verstehen: Was der Körper mit der Nahrung macht/ Was die Nahrung mit dem Körper macht. Finzel

Handler, Beate (2010); Mit allen Sinnen leben: Tägliches Genusstraining. Goldegg

Jentschura, Peter; Lohkämper, Josef (2009); Gesundheit durch Entschlackung: Schlackenlösung, Neutralisierung von Giften und Säuren, Ausscheidung. Jentschura

Kaluza, Gerd (2007); Gelassen und sicher im Stress. Springer

Kataria, Madan (2007); Lachen ohne Grund. Eine Erfahrung, die Ihr Leben verändern wird. Via Nova

Klein, Stefan (2008); Die Glücksformel oder Wie die guten Gefühle entstehen. rororo

Klinger, Christel; Wiedemann, Johannes (2007); Wenn der Schmerz nicht aufhört: Die eigenen Heilkräfte aktivieren und neue Perspektiven finden. Kösel

Schröder, Jörg-Peter (2008); Wege aus dem Burnout. Möglichkeiten der nachhaltigen Veränderung, Cornelsen

Shepperson Mills, Dian; Vernon, Michael (2002); Endometriosis: A Key to Healing Through Nutrition, Thorsons

Sillem, Martin (2003) Endometriose, gutartig aber gemein, Trias

Guorui, Jiao (2006); Qigong Yangsheng: Cinesische Übungen zur Stärkung der Lebenskraft, Fischer

Weiss, Halko et al. (2010); Das Achtsamkeits-Buch, Klett-Cotta

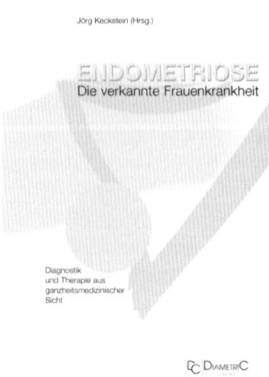

ENDOMETRIOSE
Die verkannte Frauenkrankheit

Diagnostik und Therapie aus
ganzheitsmedizinischer Sicht
Jörg Keckstein (Hrsg.)

6., überarbeitete Auflage 2010
m. farb. Abb. und Illustrationen
Kartoniert, 192 Seiten
ISBN 978-3-938580-17-2
ebook 978-3-938580-28-8

Im Umgang mit der Komplexerkrankung Endometriose ist eine ganzheitliche Sicht notwendig, die die Lebensqualität und nicht nur das „Funktionieren" berücksichtigt.

Welche diagnostischen und therapeutischen Verfahren heute zur Verfügung stehen und wie alternative Heilmethoden der TCM, der Homöopathie und der endometriosespezifischen Rehabilitation bei der Schmerzbewältigung helfen, wird von Endometriose-SpezialistInnen patientinnenorientiert beschrieben. Ergänzend werden Fruchtbarkeitsstörungen und ihre Behandlung thematisiert und Aspekte der Selbsthilfe aufgezeigt. Mit praktischen Tipps und Informationen der Endometriose-Vereinigung Deutschland e. V.

Gebärmutterentfernung?!
Organerhaltende
Operationsmethoden bei
Erkrankungen der Gebärmutter

Eine Entscheidungshilfe für
betroffene Frauen
Gerlinde Debus

1. Auflage 2010
mit farb. Abb. u. Illustrationen
Kartonier, 144 S.
ISBN 978-3-938085-05-9
ebook 978-3-938580-37-0

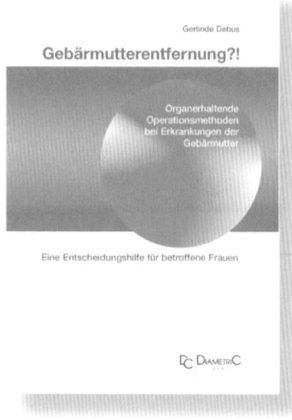